BESTSELLER

Alice Kahnn L., Beverly Whipple y **John D. Perry**. Tres reputados sexólogos, profesionales en ejercicio y autores de numerosos artículos en su especialidad, no sólo rompen muchos tabúes sobre la respuesta sexual de la mujer, sino que además promueven un mejor conocimiento del placer sexual.

ALICE KAHN L.
BEVERLY WHIPPLE
JOHN D. PERRY

El punto G

⊡ DeBOLS!LLO

EL PUNTO G

Título original: *The «G» Spot*
Traducido de la edición original de Holt,
  Rinehart and Winston, Nueva York, 1982

Primera edición en Mitos, 1990
Primera edición en Debolsillo, 2005

© 1989, Brunner/ Maazel Inc., Nueva York
© Adela Martín, por la traducción
    Ilustración de la cubierta: Malcolm Piers© Image Bank
© 2003, Random House Mondadori, S. A.
    Travessera de Gràcia, 47-49. 08021 Barcelona
  D. R. 2005, Random House Mondadori, S. A. de C. V.
    Av. Homero No. 544, Col. Chapultepec Morales,
    Del. Miguel Hidalgo, C. P. 11570, México, D. F.

www.randomhousemondadori.com.mx

ISBN: 968-5957-35-5

Impreso en México / Printed in México.
En los Talleres de QuebecorWorld, Mexico.

La falta de información sobre la anatomía humana resulta en parte responsable de la inadecuación física que, al parecer, es la causa principal de la mitad de los desajustes mentales y de buena parte de los divorcios y separaciones. Muchas de nuestras actuales creencias sobre las experiencias sexuales corrientes y la vida sexual normal revisten el carácter de conjeturas asentadas en cimientos tan poco seguros como son generalizaciones e historias personales dispersas.

ROBERT LATOU DICKINSON, médico,
1933

INDICE

Agradecimientos 9

Introducción 13

1. Una nueva síntesis 17
2. El punto de Gräfenberg 51
3. La eyaculación femenina 83
4. La importancia de unos músculos pelvianos en
   buen estado 113
5. Nuevas interpretaciones del orgasmo . . . 165
6. Lo mejor es enemigo de lo bueno . . . 197

APÉNDICES

   Apéndice A 225
   Apéndice B 228

Notas 241

Bibliografía 249

AGRADECIMIENTOS

No hay medio adecuado de dar las gracias a los miles de personas que han compartido sus experiencias con nosotros a través de entrevistas, cartas y cuestionarios. Ellas saben quiénes son y quizás reconozcan sus aportaciones.

Tampoco podemos agradecer lo suficiente a Bobbi Mark. Es la clase de editor con la que sueñan los escritores cuando recuerdan con nostalgia los «buenos tiempos de antaño». Desde un principio, su entrega a este proyecto fue total e incluyó, además, una profunda comprensión del campo de la sexología, una continuada capacidad creadora desde el punto de vista editorial y una cuidadosa ayuda que le llevó mucho tiempo en la edición línea por línea.

Gracias a nuestra magnífica agente Heide Lange, que nos ayudó a encontrar a Bobbi y nos guió hábilmente a través de los confusos laberintos del mundo editorial.

Damos las gracias a nuestro «silencioso» compañero Harold Ladas por su perspectiva de la historia de la ciencia y la investigación, su capacidad para resolver conflictos, su perspicacia como gerente empresarial y su diligente atención a los detalles

9

relativos a la redacción, la investigación y la parte comercial.

Sin Bobbi, Heide y Harold, este libro no existiría.

Expresamos nuestro agradecimiento a Alberta y George Sellmer, Josephine Singer y Barbara Scheufele por su lectura del manuscrito y por las valiosas sugerencias que aportaron; a Jim Whipple por las muchas horas que dedicó día y noche a este proyecto; a George Bach por su estímulo y por presentarnos a Heide; a Pat Stevenson, nuestra excelente y servicial mecanógrafa; a Magda Gottesman, de la Biblioteca del Hunter College; a Jean Addiego, por sus excelentes ilustraciones, y a Catherine Donovan por la ayuda que nos prestó como secretaria.

Nos hemos apoyado en la labor de muchos pioneros y profesionales, algunos célebres y otros menos conocidos o desconocidos, y quisiéramos expresar nuestra gratitud a algunos de ellos: Freud, Dickinson, Havelock Ellis, Wilhelm Reich, Ernst Gräfenberg, Kinsey y colaboradores, Arnold Kegel, Masters y Johnson, Alexander Lowen, Edward Brecher, Josephine e Irving Singer, J. Lowndes Sevely, J. W. Bennett, Edwin Belzer, hijo, Frank Addiego y Helen Robinson.

Por su constante y cariñoso respaldo a lo largo de todo el proyecto, y por la paciencia que tuvieron con una atareada esposa y madre, Alice Ladas desea dar las gracias a su marido Harold y a sus hijas Robin y Pamela.

Beverly Whipple quisiera expresar su sincero agradecimiento a su marido Jim y a sus hijos Allen y Susan por su apoyo personal, su estímulo y su amor, y a sus estimados amigos y compañeros Frank Addiego y Michael Perry por su respaldo profesional, su estímulo y sus sugerencias.

John Perry desea agradecer la múltiple y variada aportación de Carolyn G. Perry, que le ayudó desde un principio en sus investigaciones y en el desarro-

10

llo de la miografía vaginal; la de Madeline Daniels, que le ofreció la oportunidad de ampliar sus conocimientos clínicos en el Crossroads Center de New Hampshire; y también la de la Sociedad de Biorrealimentación de Nueva Inglaterra que le invitó y escuchó la lectura de su primer trabajo profesional sobre miografía vaginal en 1978.

INTRODUCCIÓN

Este libro gira en torno a unos importantes hechos recientemente descubiertos que son cruciales para comprender la forma en que los seres humanos actúan sexualmente. Creemos que la información aquí presentada puede ser útil para ayudar a millones de hombres y mujeres a tener una existencia más agradable y satisfactoria y a evitar un buen número de sufrimientos y frustraciones innecesarios.

Algunos de estos hechos ya eran conocidos, pero se ignoraban o rechazaban porque no se ajustaban a lo que era cultural o científicamente aceptable y no estaban significativamente relacionados entre sí. «Los hechos no tienen valor —decía Charles Darwin—, a menos que se empleen a favor o en contra de algún punto de vista.» Considerados los unos en relación con los otros, los hechos que aquí se exponen modifican profundamente nuestra comprensión de la sexualidad humana.

Este libro no trata del amor. No trata de los problemas que tienen las personas en sus mutuas relaciones. Tampoco trata de la solución de los problemas emocionales, aunque algunos de ellos puedan desaparecer como consecuencia de la aplicación de los hechos descritos a las vidas de las personas. Y, por encima de todo, este libro no es una panacea para todos los problemas sexuales con que se enfrenta la humanidad. Por otra parte, las pruebas que presentamos indican que los hombres y las mujeres son más parecidos sexualmente de lo que hasta ahora se había imaginado. Es posible que ello contribuya a eliminar barreras entre la gente y dé lugar a una mayor comprensión del comportamiento sexual humano.

Estos hallazgos constituyen un importante paso en la desmitificación del «oscuro continente» de Freud, que no es tan oscuro como cuando él acuñó la frase hace cien años en relación con la sexualidad femenina. Pero aún queda mucho trecho por recorrer en las investigaciones. Si estos hallazgos están de acuerdo con sus creencias, hábitos y actitudes, usted reaccionará y los aplicará de un modo distinto a que si entran en conflicto con lo que le han enseñado o con lo que está acostumbrado a hacer.

No esperamos, y tampoco queremos, que nadie acepte incondicionalmente lo que decimos. Esperamos que la información sea analizada, confirmada o rechazada de acuerdo con la experiencia y que se obre en consecuencia en los casos apropiados. Esperamos también que sea sometida a un riguroso examen científico. Este libro no está destinado primordialmente a los científicos sino a cualquiera que se interese por la sexualidad humana. Para aquellos que deseen analizar ulteriormente las pruebas científicas, proporcionamos información técnica adicional en las notas de referencia y en los apéndices.

Teóricamente, la información puede ser analizada en sí misma. En la práctica, sin embargo, no se puede separar del contexto personal y social en el que se recibe. Por consiguiente, aparte la información que se ofrece, esperamos que este libro constituya un respaldo para muchos de nuestros lectores

14

que han estado rechazando las percepciones de sus propios cuerpos en un afán de adaptarse a las creencias que se les hayan podido inculcar acerca de la sexualidad.

Por ejemplo, una mujer a la que se haya educado en la creencia de que sólo eyaculan los hombres, puede llegar a la conclusión de que está enferma o de que es rara o tiene algún otro defecto en caso de que eyacule. La simple lectura de este libro puede proporcionarle el suficiente estímulo como para confirmar su propia experiencia. Si alguna otra persona lee el libro con ella, mucho mejor. Las investigaciones han demostrado que basta el apoyo de una sola persona para ayudar a la mayoría de los individuos a resistir la presión de un grupo.[1]

Uno de los efectos que ejercen las opiniones de los demás, sobre todo si son de condena, es la ansiedad, la cual provoca a menudo reacciones indeseables en nuestros cuerpos. Aunque las manifestaciones particulares varían según las personas, la ansiedad tiende a alterar el funcionamiento del sistema nervioso autónomo y sabemos que la conducta sexual está íntimamente ligada el funcionamiento autónomo. A veces estamos expuestos simultáneamente a informaciones contradictorias. Ésta es la situación en que nos hemos encontrado con respecto a la sexualidad femenina durante, por lo menos, los últimos treinta años. Las informaciones contradictorias crean confusión. Cuando se refieren a un aspecto tan íntimo de nuestras vidas como es la expresión sexual, lo más probable es que produzcan también mucha ansiedad.

Una de las finalidades del presente libro es la de reducir esta disonancia y alcanzar la integración y la comprensión que posibilitan estos nuevos hallazgos. Al facilitar esta información, no pretendemos establecer unas Olimpiadas sexuales con nuevos y cada vez más exigentes niveles de actuación. Eso provocaría también ansiedad y es exactamente lo contrario de lo que nos proponemos. Nuestros hallazgos confirman la existencia de una variedad de experiencias sexuales y refutan las contradictorias ortodoxias del «o lo uno/o lo otro» que tantas discrepancias y angustias han provocado en los últimos años. No existe un ideal, sino una constante de experiencias. Si desea usted desplazarse por esta constante en una determinada dirección, esperamos que pueda utilizar la información contenida en este libro para aumentar su placer y fortalecer sus sentimientos de valía personal.

1

Una nueva síntesis

Tres veces en el presente siglo, unos grandes pioneros en el campo de la sexualidad humana nos han escandalizado, transformando nuestro mundo con su información. Las personas responsables de estas modificaciones «sísmicas» son Sigmund Freud, Alfred Kinsey y colaboradores, y el equipo de Masters y Johnson. Ellos han influido en nosotros más significativamente de lo que muchos podamos imaginar. Su labor ha configurado de manera muy evidente nuestras actitudes; ha influido en nuestro comportamiento y ha cambiado nuestras vidas en muchos sentidos; sin embargo, sus hallazgos y sus conclusiones teóricas se contradicen mutuamente, lo cual nos deja sumidos en un auténtico dilema. Freud nos dijo que la mujer adulta responde vaginalmente y debería abandonar su interés infantil por el clítoris. Kinsey y colaboradores y, más recientemente, Masters y Johnson nos han asegurado que en el orgasmo de todas las mujeres interviene el clítoris y que éste es el principal foco de la excitación erótica femenina.

En el siglo xx, en que por primera vez en la historia occidental la sexualidad humana se ha convertido en legítimo tema de estudio científico, ¿cómo ha podido ocurrir que los estudiosos que tantas aportaciones han hecho a esta nueva rama del saber hayan discrepado tan profundamente entre sí? ¿Cómo ha podido la investigación «científica» guiarnos en direcciones tan diametralmente opuestas?

Para que estas preguntas no parezcan abstractas o carentes de impacto en las vidas de las personas corrientes, consideremos la situación de Joan, típica de miles de mujeres que alcanzaron la edad adulta en los años cuarenta y cincuenta.

Joan cumplió veintiún años durante el caos de la segunda guerra mundial. Había salido con varios hombres, pero el que más profundamente la había atraído era un capitán de la Marina que se había ofrecido para cumplir el servicio como voluntario en un cazasubmarinos en aguas de la costa atlántica. Le entregó su virginidad un fin de semana en que él estaba de permiso en tierra. Después, ambos se intercambiaron apasionadas cartas de amor y, durante el próximo permiso, un capellán de la Marina les casó en Annapolis. Joan y su marido tuvieron dos hijos, uno estando él embarcado y el otro al finalizar la guerra cuando ambos compartían en Washington un apartamento con otra pareja que se había casado en circunstancias similares. Pero Joan estaba triste. Su capitán, que tanto la fascinaba cuando estaba en la Marina, había resultado ser un aventurero y un jugador cuyo comportamiento lindaba con la delincuencia. Joan, que no estaba preparada para afrontar esta vida, buscó la ayuda de un psicoanalista. Esta situación se prolongó por espacio de seis años y dio lugar a dos importantes resultados: Joan solicitó el divorcio y adquirió también el profundo convencimiento de ser sexualmente inepta porque jamás en todo su matrimonio, exceptuando aquel primer fin de semana, había experimentado un orgasmo durante el acto sexual. Su marido se había burlado de ella por esta causa. El analista agravó las cosas, diciéndole que ello constituía un signo de detención del desarrollo que también se ponía de manifiesto de otras maneras. Aunque Joan había aprendido a masturbarse hasta alcanzar el orgasmo, le parecía mal pedirle a su marido que la complaciera de esta forma, un temor que tanto su marido como su analista contribuían a intensificar. En el transcurso de los treinta años siguientes, hasta que consultó con otro terapeuta a causa de una leve depresión precipitada por la pérdida de un amante, no tuvo el valor de decirles a sus sucesivos pretendientes ni a ninguna otra persona cuáles eran sus preferencias sexuales. Convencida de que con ello pondría de manifiesto su inmadurez y su ineptitud, se pasó buena parte de la vida reprimiendo su sexualidad..

Por cada mujer como Joan, que haya tenido una experiencia personal con un psicoanalista freudiano, hay muchos miles más que, sin ser conscientes de ello, han sufrido también la influencia de los seguidores de Sigmund Freud, ya que la obra de este médico vienés ha ido empapando todos los niveles de nuestra cultura y sus conceptos se han convertido en vocablos de uso común. «Es posible que haya cerrado *inconscientemente* la puerta.» «Tiene un *yo* enorme.» «Que sea todo lo Edipo que quiera, pero que ame a su madre.» «Cuidado, que se te nota el *ello*.» Estos comentarios son habituales y los hacen personas de toda condición.

En contraste con Joan, consideremos el caso de Melanie que acudió en demanda de ayuda a una clínica de asesoramiento de Phoenix, Arizona. Melanie inició su actividad sexual en los años sesenta, veinte años más tarde que Joan, en una época en la que los Beatles celebraban las drogas psicodélicas en canciones tales como «Lucy in the Sky with Diamonds», los jóvenes nos decían que hiciéramos el amor y no la guerra y Masters y Johnson escribían acerca de su revolucionaria observación directa de la actividad sexual en laboratorio. Para que no imaginen ustedes que habíamos dejado atrás para siempre el victorianismo, tengan en cuenta que casi todo lo que pertenece a la sexualidad humana figuraba todavía en los textos de psicología y sociología bajo el epígrafe de «desviaciones criminales».[1]

Melanie había vivido en una comuna de los bosques de secoyas de California y había practicado el nudismo y el vegetarianismo, tratando de ganarse el sustento con los productos de la tierra. La sexualidad de grupo también había formado parte de su experiencia. Ahora se había enamorado y, tras haber convivido seis meses con un hombre, pensaba casarse con él. «Pero no sería justo —le explicó a su asesor—, porque tengo algún fallo sexual. No me gusta que me toque o me bese los órganos genitales. Y eso me tendría que gustar. No me gusta la sexualidad oral y ni siquiera me gusta que el miembro de mi amante me toque el clítoris. Me gusta que me penetren por detrás, hacer intensamente el amor con mucho movimiento. Me ocurre algo terrible. Alcanzo el orgasmo con demasiada rapidez y de una manera errónea. No soy normal.»

Melanie se sentía anormal porque no le gustaba el estímulo clitorideo. Joan se sentía incómoda porque le gustaba. Los temores de ambas mujeres se perpetuaban por no decir que arrancaban de las contradictorias creencias populares de su tiempo. En estos últimos treinta años, muchos de nosotros hemos vivido con éstas o con similares opiniones contradictorias y desconcertantes. Para ayudar a comprender cómo pudo ocurrir esta extraña polarización, examinemos más detenidamente la controversia que surgió entre los freudianos y los investigadores sexuales, y a las personas que contribuyeron a crearla.

Hace cien años, no era aceptable discutir en público acerca del placer sexual y la sexualidad. Los científicos que trataban de estudiar la sexualidad eran mirados con recelo por sus colegas y a menudo temían poner en peligro su reputación. (Este problema sigue subsistiendo en buena medida entre nosotros.) El victorianismo, definido por un escritor como una «enfermedad sexualmente debilitante», estaba en pleno apogeo. Pese a que la era victoriana produjo algunas notables obras pornográficas en las que se representaba a las mujeres como muy capaces de disfrutar de la sexualidad, el punto de vista oficial de la época lo expresó de manera inmejorable lord Acton, quien escribió: «Por suerte para la sociedad, la idea según la cual las mujeres poseen sensaciones sexuales puede rechazarse como una vil calumnia». Según la opinión predominante, la ausencia de deseo sexual constituía un importante aspecto de la feminidad. El concepto victoriano de la misión de la mujer queda claramente expuesto en un manual para buenas esposas y madres, escrito en 1840:

> La especial misión de la mujer consiste en permanecer con solícita paciencia junto al lecho del enfermo, vigilar los débiles pasos de la infancia, comunicar a los jóvenes los elementos del saber y ofrecer el consuelo de su sonrisa a aquellos amigos que estén declinando en este valle de lágrimas.[2]

Su papel de activa compañera sexual queda reducido, por decirlo con cierta suavidad.

La reina Victoria fue la defensora de estas ideas e impidió activamente que las mujeres ejercieran profesiones, muy particularmente la de médico. Las expectativas victorianas se cifraban en el hecho de que las mujeres procuraran ser unas buenas esposas y madres. Los libretos de las operetas de Gilbert y Sullivan están llenos de patéticas mujeres mayores que no tienen ningún lugar en la sociedad y que se encuentran económicamente desvalidas cuando no tienen la tutela de un varón. Uno de los colegas profesionales de Freud, el neuropsiquiatra alemán Richard von Krafft-Ebbing, conocido escritor especializado en el tema de la patología sexual, consideraba la sexualidad en sí misma como una especie de enfermedad detestable y tuvo ocasión de decir lo siguiente a propósito de las mujeres:

> Si está normalmente desarrollada desde el punto de vista mental y tiene buena crianza, su deseo sexual es mínimo. De no ser así, todo el mundo se convertiría en un burdel y el matrimonio y la familia serían imposibles. El hombre que evita a las mujeres y la mujer que busca a los hombres son con toda certeza anormales.[3]

Semejante ambiente no parece muy alentador para empezar a investigar la naturaleza sexual del hombre y no digamos de la mujer y, sin embargo, éste es uno de los principales logros de Freud.

Freud nació en 1856 en lo que ahora es Checoslovaquia, dieciséis años después de la boda de la reina Victoria con su amado Alberto. La familia de Freud se trasladó a Viena cuando él tenía cuatro años y toda su educación tuvo lugar en aquel gran centro cultural. Para poder mantener a su esposa e hijos, abandonó su carrera de investigador de laboratorio y se dedicó al ejercicio privado de la neurología. Tal como explicó a la edad de ochenta años:

> Descubrí algunos nuevos hechos importantes acerca del inconsciente y de la vida psíquica, el papel de los impulsos instintivos, etcétera. De estos hallazgos surgió una nueva ciencia, el psico-

análisis, una rama de la psicología, en calidad de nuevo método de tratamiento de la neurosis. Tuve que pagar muy cara mi buena suerte. La gente no creyó en mis hechos y pensó que mis teorías eran deshonrosas.[4]

Las investigaciones de Freud escandalizaron al mundo occidental y se tradujeron en su exclusión de muchas de las doctas asociaciones que inicialmente le habían acogido como un innovador. Sus delitos consistían en haber desafiado el concepto predominante del hombre como ser racional y en haber afirmado que la libido (impulso sexual) era responsable de buena parte de la conducta humana. Comparando la mente con un iceberg, sumergido e invisible en buena medida, nos dijo que la mayor parte de la mente es irracional e inconsciente y que sólo la punta del preconsciente y de la conciencia afloran por encima de la superficie. Afirmó que la más extensa parte inconsciente —en buena medida de carácter sexual— es más importante en el gobierno de nuestras vidas que la parte racional, aunque nosotros nos engañemos, creyendo lo contrario.

Enseñó a los terapeutas una nueva manera de tratar a los pacientes y de prestar atención a sus libres asociaciones y sueños como medio de averiguar más cosas acerca de ellos y de ayudarles. Subrayó la decisiva importancia de los primeros años de vida y de la relación del niño con su primer ambiente. Fue el primero en hablarnos de la sexualidad infantil y en mostrarnos cómo, en este sentido al igual que en muchos otros, «el niño es el padre del hombre».

Aparte estas aportaciones tan extraordinariamente importantes, nos enseñó otras muchas cosas acerca de la naturaleza y la sexualidad humanas. Aunque no todo el mundo está de acuerdo con ella, Freud y muchos otros consideraban su teoría del complejo de Edipo reprimido como uno de sus mayores logros. En términos sencillos, dicha teoría afirma que el primer objeto erótico del niño es su madre y que, tanto para los niños como para las niñas, la madre se convierte en el prototipo de todos los objetos sexuales posteriores.

Cuando el niño empieza a experimentar placer con sus órganos genitales, desea convertirse en el seductor de su madre y sustituir a su padre. Puesto que su padre es más fuerte, sabe que fracasará. Además, necesita a su padre. Al mismo tiempo, la madre trata de impedir que el niño se masturbe. En caso de no conseguirlo, ésta puede llegar al extremo de amenazarle con que algo terrible va a ocurrir en caso de que persista en su mala costumbre. En caso de que el niño acierte a ver los órganos sexuales de una mujer e imagine que le han extirpado el miembro como castigo, puede adquirir un temor a la castración. Ello, según Freud, puede conducir a toda una serie de otros «síntomas neuróticos» tales como el temor a la autoafirmación (para evitar el temido castigo) o su contrapunto consistente en el desafío a la autoridad (es decir, al padre... ya que la mejor defensa puede ser el ataque). Puede provocar también una excesiva dependencia de la madre por temor al padre, una aversión a la mujer «castrada» o una combinación de ambas cosas, lo cual puede a su vez conducir en algunas ocasiones a una evitación de la mujer a través del celibato o la homosexualidad. Estas actitudes permanecen en estado latente en el inconsciente del niño, dispuestas a ser reactivadas por los acontecimientos de la vida posterior y a obstaculizar su sexualidad cuando ésta emerge en la pubertad y se desarrolla en la edad adulta.

La niña, según Freud, evoluciona de una manera distinta. Puesto que de entrada carece de falo, no teme perderlo. En su lugar, envidia a los niños y, más que experimentar ansiedades de castración, desarrolla un sentimiento de envidia del pene. Puede tratar de emular a los chicos y, en caso de que persista en esta actitud, puede convertirse en homosexual. O bien puede tratar de compensar su deficiencia, desarrollando en su lugar lo que Freud consideraba una «normal actitud femenina»: pasiva, obediente y sumisa. Otro problema que se le puede plantear a la niña es el del enojo con su madre por haberle dado un cuerpo de niña. Esta actitud, según Freud, es el origen del complejo de Electra en el que la niña trata de ocupar el lugar de su madre en relación con el padre. Todos estos sentimientos están, como es lógico, reprimidos puesto que las personas que los albergan se oponen con todas sus fuerzas a que afloren a la conciencia. Según los freudianos, ello explica el hecho de que tales ideas parezcan extravagantes o repelentes y sean rechazadas por muchas personas. Resulta una tarea muy ardua y complicada establecer una diferencia entre lo que se rechaza porque es inconsciente y lo que se rechaza porque es falso.

Basándose en la supuesta inferioridad de las mujeres y en la premisa según la cual el prototipo básico de los seres humanos es masculino, Freud siguió desarrollando sus teorías acerca de la sexualidad femenina que muchos años más tarde dieron lugar a la clase de actitudes culturales que tanto influyeron en Joan. Veía el clítoris como un protuberante órgano «masculino», un miembro atrofiado de carácter inferior. Siendo más accesible que la vagina, es lógico que las niñas lo descubran primero en sus juegos y en su autoexploración. Freud expuso la teoría según la cual, a medida que la niña madura y se convierte en mujer, es necesario que abandone su interés infantil por el clítoris y «transfiera» el foco de sus sensaciones agradables a la vagina. (La vagina es un órgano receptivo y se da por supuesto que las mujeres son receptivas.) Ello llegó a conocerse como la «teoría de la transferencia clitórico-vaginal».

Muchas de las teorías de Freud se aceptan hoy en día como válidas. De hecho, éste es considerado uno de los gigantes creadores de todos los tiempos, y con razón. Es fácil criticar a los grandes personajes, encaramándose sobre sus hombros para contemplar el futuro. No es ésta nuestra intención. Pero lo cierto es que Freud, a pesar de sus grandes aportaciones, cometió algunos errores significativos. Estos errores guardan relación con las limitaciones de sus métodos de investigación y de su propia conciencia y con el simple hecho de que muchos de los hallazgos en el campo de la psicología social y la antropología que iban a influir en los seguidores de Freud estaban todavía por descubrir.

Muchos de sus discípulos olvidaron que el propio Freud era consciente de sus limitaciones con respecto a la comprensión de la sexualidad femenina. Expresando la esperanza de que los analistas pudieran algún día arrojar más luz sobre el tema en cuestión, Freud dijo: «Si desean conocer algo más acerca de la feminidad, deben interrogar su propia experiencia o recurrir a los poetas o bien esperar a que la ciencia pueda proporcionarles una información más profunda y coherente».[5]

Como todos nosotros, Freud sufrió la influencia de su propio inconsciente, relacionado en parte con las particulares circunstancias de su historia personal y familiar y, en parte, con el clima cultural de carácter patriarcal en el que fue educado. En aquella época, era más aceptable hablar de los varones como seres sexuales que discutir acerca del placer sexual de las mujeres.

El método de indagación científica de Freud fue en parte responsable tanto de sus revolucionarias teorías como de sus errores. Freud escribió que los principios del psicoanálisis estaban basados tanto en sus experiencias personales como en las clínicas, es decir, en el examen introspectivo de sus propios pensamientos y sentimientos y en las observaciones de sus pacientes y las interpretaciones de las mismas. Opinaba que nadie que no hubiera hecho observaciones similares estaba en condiciones de juzgar sus ideas. Este punto de vista sigue persistiendo todavía entre muchos neofreudianos.

Freud basó sus teorías en un grupo relativamente reducido de pacientes particulares a los que estudió con mucho detenimiento y que, por su interés en probar esta nueva forma de terapia y su posibilidad de pagarla, no eran necesariamente representativos de los miembros de la sociedad vienesa de la época y no digamos de todos los seres humanos. La antropóloga Margaret Mead, por el contrario, estudió los hábitos sexuales de la gente corriente de docenas de sociedades y nos enseñó la valiosa lección de que otras culturas tienen maneras distintas de hacer las cosas. Nos enseñó que sería equivocado suponer que «nuestra» manera es la única manera «correcta».

Freud y sus seguidores no criticaron fundamentalmente la sociedad y aceptaron la idea victoriana de la supremacía masculina. Pese a ello, su movimiento atrajo desde un principio a muchas mujeres extremadamente capacitadas y creativas. Algunas hicieron importantes aportaciones, pero sólo una de las integrantes del grupo inicial se atrevió a desafiar al patriarca. Las demás se las apañaron para encajar sus propias experiencias sexuales y las de sus pacientes femeninas en el molde que Freud les había vaciado.

La excepción fue la doctora en medicina Karen Horney, quien ya en 1924 empezó a poner en entredicho las premisas de Freud. Aunque estaba dispuesto a reconocer la posibilidad de que su comprensión de la sexualidad femenina fuera limitada, Freud no aceptaba de buen grado la disensión. Toleró las discrepancias de Karen Horney hasta 1938, en que anunció que «una analista que no está suficientemente convencida de su propio deseo de un miembro masculino tampoco puede atribuir la adecuada importancia a este factor en sus pacientes».[6]

¿Qué le indujo a hacer semejante afirmación? Karen Horney había empezado a pensar en la psicología femenina a mediados de la década de los años veinte y discrepaba con Freud en varios puntos. A diferencia de Freud, ella reconocía también la influencia de la cultura que, por aquel entonces, obligaba a las mujeres a adaptarse a los deseos de los hombres y a considerar esta adaptación como un reflejo de su verdadera naturaleza. Hablaba de la capacidad de las mujeres para la maternidad como prueba de su superioridad fisiológica y hablaba de la envidia que provocaba en el hombre dicha función. Tomaba también en consideración el hecho de que la vagina y el clítoris desempeñan un papel en la organización genital infantil de las mujeres. En un trabajo escrito en 1926, terminaba diciendo:

> ... mi principal propósito ... fue el de indicar una posible fuente de error surgida del sexo del observador y, haciéndolo así, dar un paso adelante, superar la subjetividad del punto de vista masculino o femenino ...[7]

Cuando Karen Horney llegó a los Estados Unidos en calidad de refugiada no judía del régimen de Hitler, su inclinación a ver las cosas en su contexto cultural se vio grandemente reforzada por la obra de las antropólogas culturales Ruth Benedict y Margaret Mead y la del psiquiatra Harry Stack Sullivan. Horney empezó a considerar la neurosis como una interacción de hechos biológicos y sociales. Sus opiniones acerca de la importancia de la cultura y su negativa a creer que la anatomía constituyera un factor determinante quedaron ampliamente respaldadas por la innovadora obra de Margaret Mead. Horney estaba familiarizada con la psicología norteamericana que subrayaba el papel del aprendizaje y la ayudó a explicar las diferencias culturales que había observado. Mead llegó a la conclusión de que la capacidad para el orgasmo es una respuesta adquirida que una determinada cultura puede o no ayudar a desarrollar en sus mujeres. Por ejemplo, los mundugumor, una tribu de Nueva Guinea, creen en el orgasmo femenino, mientras que sus vecinos los arapesh no creen en él. Las mujeres mundugumor son típicamente orgásmicas y las arapesh son en buena parte anorgásmicas. La capacidad para el orgasmo requiere toda una serie de respuestas culturalmente adquiridas. Para que pueda desarrollar esta capacidad innata, una mujer tiene que conocer los aspectos físicos de su respuesta sexual y tiene que recibir también un adecuado estímulo. Sólo en las sociedades que enseñan técnicas efectivas a sus miembros, aprenden las mujeres a alcanzar el orgasmo sexual. (He aquí un argumento convincente sin duda para la publicación de la «nueva» información de este libro acerca de las áreas especialmente sensibles al estímulo sexual.)

Hasta los años cincuenta, en que el doctor en biología Alfred Kinsey empezó a estudiar las costumbres sexuales de hombres y mujeres de nuestra propia cultura, utilizando métodos cuantitativos, no fuimos conscientes del carácter enormemente variable del comportamiento sexual, incluso dentro de nuestra propia cultura. Uno de los resultados de la obra de Kinsey fue el de que la teoría de Freud de la transferencia clitorideo-vaginal empezó a ser puesta oficialmente en entredicho. Siempre había habido, como es lógico, millones de mujeres que habían experimentado placer clitorideo, pero no habían hablado demasiado de ello en público.

No hay ciencia que pueda progresar sin la aplicación de la medición cuantitativa. Para ser imparciales en nuestras observaciones, es esencial contabilizar y medir a un elevado número de personas. Ello es cierto incluso en el caso de una ciencia tan íntima como es la sexología. Kinsey no sólo introdujo los métodos cuantitativos sino que utilizó eficazmente las estadísticas al servicio de la sexualidad humana con la misma precisión y astucia de que había hecho gala en sus anteriores empeños científicos. Freud no supo realmente utilizar las estadísticas con eficacia, ni tampoco organizar un experimento con sujetos humanos y algunos de sus más serios errores se debieron al hecho de no haber sometido a prueba sus teorías mediante la utilización de estos métodos.

Hubo un tiempo, por ejemplo, en su carrera en que creyó que el hecho de realizar el acto sexual utilizando un preservativo era causa directa de lo que él llamaba una «neurosis actual». Sin embargo, nunca estudió a las parejas que tenían problemas similares y no utilizaban preservativos. Como el historiador sexual Edward Brecher ha observado, «las estadísticas pueden ser erróneas en algunas ocasiones, pero los que prescinden de las estadísticas cometen inevitablemente errores con mucha frecuencia».[8]

Kinsey se basó en buena parte en entrevistas estructuradas y desarrolló este arte hasta un grado de alta sofisticación. Enseñó también a sus fieles colaboradores cómo entrevistar, cómo adaptar las preguntas a los antecedentes de los sujetos y qué buscar. Tal como escribió más tarde uno de sus entrevistados, «mi esposa y yo... salimos con la misma impresión de haber sido entrevistados con extraordinaria habilidad. Comparando posteriormente nuestras notas, convinimos en que la transparente sinceridad del doctor Pomery [colaborador de Kinsey] para con nosotros nos produjo una necesidad casi apremiante de ser totalmente sinceros con él. Cualquier omisión en nuestras respuestas se debió exclusivamente a las limitaciones de nuestra memoria».[9] Fue una tarea gigantesca en la que el propio Kinsey llevó sobre sus espaldas buena parte del peso. Había reunido más de 7.000 de las aproximadamente 17.000 historias clínicas de que se disponía en el momento de su muerte.

A través de aquellas entrevistas, mucho más amplias que todas las que anteriormente se habían realizado, aprendimos mucho sobre el comportamiento sexual humano. En una conferencia pronunciada en la Academia de Medicina de Nueva York en 1955 poco antes de la muerte de Kinsey, una sala llena a rebosar de prestigiosos representantes de la profesión médica oyó a Kinsey hablar de la vasta variedad de comportamientos sexuales masculinos y femeninos. Surgieron acalorados debates a propósito de la fiabilidad de los datos de Kinsey, los cuales habían echado efectivamente por tierra las creencias victorianas al revelar que había más personas que disfrutaban de otras formas de sexualidad, incluidas la masturbación, la homosexualidad, el coito anal y, sobre todo, las relaciones sexuales extramatrimoniales, de lo que la sociedad estaba dispuesta a reconocer públicamente. De ahí que se intentara atacar la exactitud y el carácter representativo de sus datos.

Pero, con el paso del tiempo, se fue aceptando que, aunque no fueran válidos en todos los sentidos, sus datos eran los más fidedignos que existían, y que tendían a minimizar, más que a exagerar, los hechos. Ciertamente sacaron a la luz toda una serie de comportamientos humanos que previamente sólo habían sido comentados acaso en voz baja y a puerta cerrada.

Al igual que Freud y todos los demás grandes pioneros, Kinsey cometió errores. Uno de ellos, que afecta directamente a nuestro actual dilema, surgió de su deseo de ser lo más científicamente objetivo posible. En un proyecto de investigación especial

31

promovido por el Instituto Kinsey se hizo un intento de averiguar qué zonas de los órganos genitales femeninos eran más sensibles al estímulo sexual. Tres ginecólogos y dos ginecólogas sometieron a prueba a más de ochocientas mujeres, tocando dieciséis puntos, entre ellos el clítoris, los labios (mayores y menores), el revestimiento de la vagina y el cuello del útero.[10] No querían tocar directamente a los sujetos por temor a no ser totalmente impersonales y científicos y utilizaron un artilugio parecido a un rabillo de Q.[11] Por desgracia, las áreas sensibles de la vagina responden, tal como ahora sabemos, a una presión fuerte, pero no a un roce suave, motivo por el cual los investigadores de Kinsey llegaron a la errónea conclusión de que el clítoris era sensible y la vagina no.

Animados por los progresos científicos alcanzados a través de la innovadora labor de Kinsey, Masters y Johnson dieron el osado paso final y decidieron observar directamente la sexualidad en el laboratorio e informar posteriormente de sus hallazgos.

La ciencia exige no sólo la cuantificación y medición de las observaciones sino también la observación directa. Aristóteles creía, por ejemplo, que un cuerpo diez veces más pesado que otro caería con una velocidad diez veces mayor. Según una anécdota, muchos siglos más tarde, Galileo puso a prueba la veracidad de la creencia de Aristóteles, arrojando dos cuerpos de estas características desde la torre inclinada de Pisa y demostrando que dos cuerpos de peso distinto alcanzaban el suelo simultáneamente.

Hasta que Masters y Johnson no divulgaron sus informes acerca de la observación directa de la masturbación y el acto sexual no pudimos comprender con claridad lo que ocurre en el cuerpo humano como consecuencia del estímulo erótico. Para facilitar la comprensión, dividieron el ciclo de la respuesta erótica en cuatro fases: excitación, meseta (plateau), orgasmo y resolución.

En la fase de excitación, la primera respuesta fisiológica de la mujer es la lubrificación vaginal, y la del hombre, la erección del miembro. La lubrificación es análoga a la erección en el sentido de que se produce como consecuencia de un incremento de aporte sanguíneo, el cual a su vez provoca una congestión de los tejidos circundantes. Entre los demás cambios que se producen en esta fase, cabe citar la tumefacción o erección de los pezones de muchas mujeres y de las tetillas de algunos hombres.

En la fase de la meseta (en realidad, se trata de una fase avanzada de la excitación), los tejidos del tercio exterior de la vagina se hinchan y se reduce el diámetro de la abertura que apresa de este modo el miembro mientras que en los hombres los testículos aumentan de tamaño y se elevan hacia el fondo de la pelvis. El clítoris también se retrae y se aleja de la entrada vaginal, siendo más difícil de localizar. La tensión muscular aumenta tanto en los hombres como en las mujeres.

En la fase que Masters y Johnson llaman orgásmica, se producen en las mujeres una serie de contracciones rítmicas de la «plataforma orgásmica», el tercio exterior de la vagina y los tejidos y músculos circundantes. Se trata de unas contracciones musculares que, al principio, se producen a unos intervalos de aproximadamente cuatro quintas partes de un segundo. Después el intervalo se alarga y la intensidad de las contracciones disminuye. Según Masters y Johnson, un orgasmo intenso registra de ocho a doce contracciones, mientras que uno más leve sólo alcanza de tres a cinco. Objetivamente, la experiencia del orgasmo se inicia cuando ocurre el primer espasmo muscular. El útero se contrae también rítmicamente. La reacción de los hombres es similar sólo que en ellos se produce, además, un complejo proceso que suele conducir a la eyaculación, que Masters y Johnson describieron detalladamente, pero sólo en relación con los hombres. Tanto en los hombres como en las mujeres se producen otros cambios en el resto del cuerpo durante el orgasmo. El pulso se intensifica, aumenta la presión sanguínea y se acelera el ritmo de la respiración. Los músculos de todo el cuerpo se pueden contraer y después relajar. A veces, se produce una sensación de calor en la piel o un enrojecimiento de buena parte del cuerpo.

En la cuarta y última fase, es decir, la de la resolución, los órganos regresan gradualmente a la situación no estimulada. La fase de resolución alcanza su mayor brevedad tras un solo orgasmo, dura un poco más tras un orgasmo múltiple y se prolonga todavía más en caso de que no haya habido orgasmos tras las fases de excitación y meseta.

Pero hubo un problema en la metodología de la investigación que derivaba de los fallos de los estudios de Kinsey y que condujo directamente al dilema que nos ocupa. Debido en parte a la obra de Kinsey, Masters y Johnson supusieron que la capacidad de masturbación hasta alcanzar el orgasmo por medio del estímulo del clítoris era la marca de contraste de la respuesta sexual femenina normal. De ahí que la capacidad de masturbarse hasta alcanzar el orgasmo de esa manera se convirtiera en uno de los criterios para la selección de los sujetos de investigación. Ahora nos percatamos de que no tuvieron en cuenta a las mujeres que actúan de otra manera. Por eso tal vez Masters y Johnson adoptaron su conocida postura en el largo debate acerca del orgasmo clitorídeo en contraposición al orgasmo vaginal. Según ellos, todos los orgasmos femeninos guardan relación con el clítoris y son fisiológicamente indiferenciables. Creían que cualquier diferencia de percepción era subjetiva ya que todos los orgasmos femeninos entrañan un contacto con otras zonas de la entrada femenina (abertura vaginal). Ello genera fricción entre el clítoris y su propia capucha. La misma fricción que ocurre durante la masturbación puede ocurrir también durante el acto sexual.

Recordemos que Freud creía que hay dos clases de orgasmos, uno derivado del estímulo clitorídeo, que él consideraba masculino e inmaduro, y otro derivado de la penetración vaginal, que él consideraba maduro y femenino. Algunos defensores de los puntos de vista freudianos llegaron al extremo de calificar de frígida y neurótica a cualquier mujer que sólo respondiera al estímulo clitorídeo. Un célebre obstetra llegó a aconsejar a un elevado número de hombres que utilizaran con sus esposas únicamente la penetración para evitar que se quedaran «atascadas» en el clítoris. En el extremo contrario del espectro, los hallazgos de Masters y Johnson desencadenaron toda una riada de literatura en la que se ensalzaban las virtudes del clítoris. Varias facciones del movimiento feminista se hicieron eco de ello en algunos de sus escritos, preguntándose por qué razón tenía una mujer heterosexual que molestarse en practicar el acto sexual como no fuera a los fines de la procreación. Cualquier mujer (u hombre) que sólo hubiera experimentado personalmente una forma de actuación —con independencia de la que fuera— podía llevar sus experiencias y sus opiniones subjetivas a unos extremos lógicos, pero contradictorios. Sin embargo, ¿qué decir de las mujeres que seguían experimentando ambas cosas?

A la luz de la afirmación de Freud según la cual las observaciones clínicas sólo son significativas cuando se analizan sobre el trasfondo de la experiencia personal, puede ser útil considerar un reciente estudio realizado por unas analistas especializadas en bioenergética. El análisis bioenergético creado por el médico Alexander Lowen es una terapia neofreudiana centrada en el cuerpo y basada en la labor clínica del discípulo de Freud, Wilhelm Reich. A diferencia de casi todas las psicoterapias, el análisis bioenergético se centra directamente en las tensiones respiratorias y musculares así como en las palabras. Las personas que participan en este tipo de terapia pueden tenderse (posición pasiva que conduce a la libre asociación y la fantasía), permanecer sentadas (posición que facilita la relación con los demás) o permanecer de pie (posición más adulta, agresiva y agitada). Aunque los sexólogos utilizan a menudo los términos de *clímax* y *orgasmo* con carácter intercambiable, los analistas bioenergéticos utilizan el término de *clímax* para describir las contracciones musculares localizadas en los órganos genitales y el vocablo *orgasmo* para describir las contracciones que se extienden por todo el cuerpo.

En 1975, en el transcurso de una reunión organizada por el Instituto de Análisis Bioenergético, las mujeres se reunieron por primera vez separadas de sus colegas varones. Algunas comentaron que, a pesar de los años que llevaban dedicadas a la terapia personal y de supervisión con hombres, jamás habían podido establecer claramente cuáles eran sus sentimientos a propósito del hecho de ser mujeres. Aunque se plantearon numerosas preguntas a lo largo de los encuentros, se llegó a muy pocas conclusiones y muchas mujeres no lograron expresar lo que pensaban y sentían. Ello no es difícil de entender, ni siquiera a finales de la década de los setenta, si se tiene en cuenta que todas ellas eran miembros de un grupo profesional dirigido por hombres en el que imperaban muchas normas tácitas acerca de lo que tenían que hacer y ser.

Si las mujeres no podían exponerse públicamente unas a otras sus puntos de vista, tal vez pudieran hacerlo en privado y por escrito. De este modo, Alice y Harold Ladas decidieron distribuir un cuestionario anónimo. Otro motivo que les indujo a enviar el cuestionario fue el de averiguar si éste haría aflorar a la superficie diferencias entre la teoría bioenergética (aproximadamente hacia 1977) y las efectivas creencias, costumbres y experiencias de las mujeres que se dedicaban a la misma, es decir, algo muy parecido a lo que Karen Horney había tratado de hacer en los años veinte. Puesto que todos los escritos y las conferencias acerca del análisis bioenergético habían corrido a cargo de hombres, sobre la base de observaciones clínicas y de conjeturas filosóficas, parecía que había llegado el momento de obtener una confirmación objetiva y cierta realimentación por parte de las propias mujeres.

El protector anonimato del cuestionario ofrecía a las analistas bioenergéticas la posibilidad de revelar muchos datos importantes acerca de sus experiencias personales y profesionales y de discutir libremente sus acuerdos y sus discrepancias teóricas. Respondió casi un setenta por ciento de las 198 mujeres. Las discrepancias teóricas más significativas guardaban relación con la importancia del clítoris, una palabra que no se mencionaba en el transcurso de las reuniones, tal vez porque les habían enseñado que, si querían ser consideradas maduras, no tenían que reconocer que el clítoris les seguía interesando.

Según Freud, sólo las personas que hubieran experimentado personalmente el método analítico y hubieran sometido a observaciones analíticas a las demás estaban en condiciones de evaluar adecuadamente sus teorías. Las analistas bioenergéticas fueron el primer grupo de la historia que, cumpliendo los requisitos de Freud, era requerido para expresar sus puntos de vista. Y, además, satisfacían otra de las exigencias de Freud: la de que sus análisis hubieran alcanzado el éxito. Más del ochenta por ciento de las terapeutas de este estudio señaló que la terapia le había sido útil de diversas e importantes maneras. La participación en un programa regular de adiestramiento añade crédito al éxito de sus análisis y a la evaluación subjetiva de los mismos. Un ochenta por ciento informó de que había alcanzado el orgasmo a través del acto sexual. No obstante, un ochenta y siete por ciento discrepó de la afirmación según la cual «el estímulo directo o indirecto del clítoris durante el acto sexual no reviste importancia en la mujer adulta».[12]

Una importante conclusión del estudio es por tanto la puesta en entredicho de la teoría freudiana de la transferencia clitórica-vaginal. Según las participantes, las mujeres más que abandonar el clítoris en favor de la vagina, preferían más bien añadir la respuesta vaginal a su disfrute del estímulo clitorideo.

Otra importante diferencia se refería a los informes de las mujeres a propósito de los clímax múltiples. Según Lowen, los clímax múltiples no son auténticas experiencias orgásmicas sino reacciones genitales superficiales. Y, sin embargo, casi todas las mujeres calificaban sus «clímax múltiples» como experiencias de carácter «orgásmico»... a pesar de la doctrina oficial.

¿Cómo podemos explicar estas aseveraciones aparentemente contradictorias? He aquí un grupo de terapeutas, muchas de las cuales han experimentado personalmente lo que significa registrar un orgasmo «vaginal» —una experiencia centrada en la vagina—, que insiste, sin embargo, en afirmar que el clítoris es también significativo, el estímulo clitorideo proporciona un alivio satisfactorio y sus compañeros debieran ayudarlas a alcanzarlo cuando lo desearan.

Las opiniones de las terapeutas del estudio en cuestión confirmaban las creencias de los freudianos y los neofreudianos a propósito de la existencia del orgasmo vaginal y también los puntos de vista de los investigadores sexuales acerca de la conveniencia del estímulo clitorídeo. Pero la idea de Masters y Johnson según la cual en *todos* los orgasmos interviene el clítoris no quedó confirmada por la experiencia subjetiva de la mayoría de las participantes. Vemos por tanto una vez más que los argumentos de «o lo uno, o lo otro» satisfacen a menudo nuestra necesidad de respuestas simples, pero raras veces consiguen abarcar la naturaleza de la realidad.

Tres años más tarde, en 1980, los resultados del estudio de los Ladas fueron presentados por Alice Ladas en la reunión anual de la Society for the Scientific Study of the Sex (Asociación para el Estudio Científico de la Sexualidad) correspondiente a 1980. Aunque el título del trabajo era «De Freud a Hite, todos tienen parcialmente razón», la autora demostraba también que todos estaban parcialmente equivocados. En el transcurso de aquella reunión, Alice Ladas entró en contacto por primera vez con la labor de John Perry y Beverly Whipple. Nuevos panoramas empezaron a abrirse ante nosotros tras comprobar la existencia de unos principios comunes.

Alternándose frente al atril y hablando cada uno de ellos a lo largo de períodos no superiores a los cinco minutos, Perry y Whipple revelaron a sus oyentes que:

• Existe en el interior de la vagina un lugar extremadamente sensible a la presión fuerte. Dicho lugar se halla situado en la pared anterior de la vagina a unos cinco centímetros de la abertura. Esta zona la habían bautizado con el nombre de punto de Gräfenberg, en honor del doctor Ernst Gräfenberg, el primer médico moderno que lo describió.

• Este punto había sido localizado en todas las mujeres que habían examinado.

• Cuando se estimula adecuadamente, el punto

de Gräfenberg se dilata y da lugar al orgasmo en muchas mujeres.

● En el momento del orgasmo, muchas mujeres eyaculan a través de la uretra un líquido químicamente similar al de la eyaculación masculina, pero que no contiene esperma.

● Como consecuencia del estímulo del punto G, las mujeres experimentan a menudo toda una serie de orgasmos.

● En muchas mujeres resulta difícil estimular adecuadamente el punto G en posición supina. Otras posiciones dan mejores resultados.

● La utilización de un diafragma para el control de la natalidad dificulta en algunas mujeres el estímulo del punto G.

● En la creencia de que están orinando, muchas experimentan turbación a propósito de la eyaculación. Pensando lo mismo, sus compañeros a menudo las desprecian, lo cual constituye una de las razones de que muchas mujeres hayan aprendido a reprimir el orgasmo.

● La fuerza del músculo pubococcígeo de una mujer está directamente relacionada con su capacidad de alcanzar el orgasmo a través del acto sexual.

● Las mujeres pueden aprender a reforzar sus músculos pubococcígeos o a relajarlos en caso de tensión excesiva.

● Si los hombres aumentan la fuerza de sus músculos pubococcígeos, también pueden aprender a alcanzar orgasmos múltiples y a separar el orgasmo de la eyaculación.

● Hay varias clases de orgasmos en los hombres y en las mujeres. En las mujeres se registra un orgasmo vulvar, desencadenado por el clítoris, un orgasmo uterino, desencadenado por el acto sexual, y una combinación de ambos. En los hombres, existe un orgasmo desencadenado por el miembro y otro desencadenado por la próstata.

Entre el público de profesionales que asistía a dicha presentación, se encontraban el doctor Wardell Pomeroy, colega de Kinsey, la doctora Mary Calderone, directora del Consejo de Información y Educación Sexual de los Estados Unidos, y muchos otros conocidos pioneros en el campo de la sexualidad humana.

Aunque no era la primera vez que Perry y Whipple presentaban sus datos, fue un momento histórico en el campo de la investigación sexual y constituyó un agradable contraste con la atmósfera de tensión y desacuerdo que había imperado en anteriores reuniones de la asociación. En 1957, la asociación había patrocinado un debate entre el doctor Albert Ellis, fundador de la Terapia Emotiva Racional, y el doctor Alexander Lowen. Ellis habló del «mito del orgasmo vaginal» mientras que Lowen afirmó que el orgasmo clitorideo representa una forma de impotencia orgásmica en la mujer. Esta polarización de puntos de vista estuvo enteramente ausente en la reunión de 1980. Estuvieron también ausentes los temores que habían acompañado la proyección de una película sexualmente explícita acerca de los primeros hallazgos de Masters y Johnson. Tratándose de una de las primeras películas de esta naturaleza, la cinta causó gran sensación y pareció demostrar de manera convincente que todos los orgasmos entrañan la participación del clítoris y son fisiológicamente iguales. Durante la proyección, se estuvo controlando constantemente que no se hubiera introducido subrepticiamente ningún intruso que pretendiera espiar o bien satisfacer sus apetitos pornográficos. En cambio, nadie se inquietó por la película que Perry y Whipple exhibieron para demostrar sus afirmaciones.

Al tener conocimiento de los hallazgos de Perry y Whipple, el doctor Martin Weisberg, ginecólogo del hospital de la Universidad Thomas Jefferson de

Filadelfia, comentó: «Tonterías... Me paso la mitad de mis horas de vigilia, examinando, separando, ensamblando, extirpando o reordenando órganos reproductivos femeninos. No existe una próstata femenina y las mujeres no eyaculan».

Y, sin embargo, tras presenciar la proyección de la película y examinar a uno de los sujetos de investigación, su opinión se modificó:

> La vulva y la vagina eran normales, sin masas o puntos anormales. La uretra era normal. Todo era normal. Entonces un compañero empezó a estimularla, introduciendo dos dedos en la vagina y acariciándola longitudinalmente a lo largo de la uretra. Para nuestro asombro, la zona empezó a entumecerse. A continuación, se convirtió en una firme zona ovalada de uno por dos centímetros, claramente distinta del resto de la vagina. A los pocos momentos, el sujeto empezó a efectuar una maniobra Valsalva [empujando hacia abajo como si empezara a defecar] y, segundos más tarde, se escaparon de la uretra varios centímetros cúbicos de un líquido lechoso. Estaba claro que la sustancia no era orina. De hecho, si el análisis químico descrito en el trabajo es correcto, su composición estaría más cerca del fluido prostático.
>
> Me quedé francamente confuso. Me puse en contacto con varios anatomistas y todos ellos pensaron que estaba loco. Mis pacientes, en cambio, no lo pensaron. Algunas me dijeron que eyaculan. Algunas conocen la zona erótica que rodea la uretra. Y *todas* las que regresaron a casa para hacer la prueba, encontraron el punto de Gräfenberg.
>
> Aún no conozco la explicación, pero puedo atestiguar la existencia del punto de Gräfenberg y de la eyaculación femenina.
>
> Dentro de algunos años, estoy seguro de que algún profesor de medicina comentará en tono de chanza que hasta 1980 la comunidad médica no

aceptó finalmente que las mujeres eyaculan de verdad.[13]

Sin embargo, en 1982 buena parte de los médicos sigue ignorando estos conceptos y es posible que se tarden años antes de que la mayoría de los médicos de medicina general e incluso los obstetras y ginecólogos los acepten.

Para averiguar lo que sus compañeras de profesión sabían acerca de esta materia, Alice Ladas preparó un segundo cuestionario en 1981 y lo envió a analistas bioenergéticas, distribuyéndolo también en ocasión de varias reuniones profesionales de hombres y mujeres. Muy pronto resultó evidente que sus colegas votaban más siguiendo sus propias preferencias (como ocurre cuando se elige a un candidato en unas elecciones) que por conocimiento científico. En una reunión de asistentes sociales, el resultado fue el siguiente: cuatro estaban a favor de la eyaculación femenina, cuatro en contra y tres no sabían. Por lo que respecta a la situación de este punto especialmente sensible de la vagina, cinco afirmaron que existía, cuatro dijeron que la vagina en sí misma no era sensible y dos no sabían. De las cinco que votaron a favor del punto sensible, dos lo situaron a la entrada de la vagina, uno lo situó en el cuello del útero, uno lo situó en el fondo de la vagina y uno en la pared anterior. Esta diversidad de opiniones procedía de hombres y mujeres que trabajan habitualmente con individuos y parejas y que consideran el asesoramiento sexual como parte de su labor. En una reunión de asesores matrimoniales y familiares, mujeres en su mayor parte, los votos estuvieron análogamente divididos.

Muchos de nuestros amigos y pacientes se mostraron fascinados por la nueva información y varios de ellos ya estaban personalmente familiarizados con estos fenómenos. La administradora de una importante organización de carácter no lucrativo, una mujer de cuarenta y cinco años, nos dijo:

Yo sé desde hace tiempo que las mujeres eyaculan debido a mi experiencia personal. Yo me sentía turbada por ello, pero siempre supe que era algo natural y que el líquido no era orina. En comparación con el otro tipo de orgasmo, el orgasmo en el que se produce eyaculación provoca una sensación de abandono más total. Y, aunque la experiencia es más profunda que la del orgasmo habitual, resulta mucho más fácil volverse a excitar.

Una muchacha de veintiún años dijo a propósito de su primer y único amante:

Sí, adentro hay un punto especial. Está delante y un poco a la derecha del centro. Cuando él lo toca con el miembro, es un punto muy agradable y mucho más fácil de encontrar cuando yo estoy encima suyo.

Un editor de publicaciones pornográficas nos habló de un empleado suyo, un homosexual que había escrito un libro sobre la eyaculación femenina. «En mi despacho creyeron que era una broma y que sólo un afeminado podía escribir un libro semejante. Jamás lo publicamos.»

La esposa de un pastor presbiteriano dijo:

Descubrí por primera vez este punto especial a través de un hombre que utilizaba los dedos. Pensé que tenía un clítoris invertido... un clítoris en el interior de la vagina. Este punto es mucho más agradable para mí que el clítoris, pero yo había oído decir que el clítoris era el único lugar sensible y por eso estaba desconcertada.

Una mujer cuya vida sexual se inició a los dieciséis años señaló:

Cuando era muy joven, era terrible. No sabía lo que me pasaba. Cuando experimentaba el orgasmo, era como si hubiera orinado. Nos quedábamos los dos completamente empapados, pero yo sabía que no había orinado. Ocurría tan sólo durante el acto sexual y no cuando me masturbaba. Poco después sin embargo, me enteré de la posibilidad de controlar la natalidad... ¡afortunadamente! Y, con un diafragma, ya no me volvió a ocurrir.

Una bailarina de treinta y cinco años dijo:

El orgasmo no ha sido fácil para mí. Pero ahora tengo un nuevo amigo y le quiero mucho. A él le gusta mucho la sexualidad anal y, en mi afán de complacerle, accedí. Pensé que era una locura hacerlo y la primera vez fue doloroso. Pero después pareció como si se derrumbara una barrera. Dejé de oponer resistencia. Fue casi como si me tocaran la vejiga. Experimenté la sensación de tener que orinar. Empecé a emitir sonidos y a abandonarme a la sensación. Era una sensación como de hundimiento interior. La primera vez que ocurrió con intensidad, me asusté, corrí al cuarto de baño y me eché a llorar. Me parecía que él me había arrebatado algo personal... como si hubiera penetrado en mi mente y en mi cuerpo. Fue como una muerte y me sentí confusa. Aquella primera vez, no experimenté amor sino tan sólo una gran intensidad, pero, desde entonces, la ternura y la intensidad van juntas.

Una antigua prostituta que trabaja actualmente en una institución educativa de carácter no lucrativo:

Pues claro que sé que las mujeres eyaculan. Pregúntenle a cualquier lesbiana si quieren saberlo. Hay orgasmos clitorideos y vaginales y ambos son muy distintos. Los orgasmos vaginales tienen que ver con un punto especial muy dulce que hay en el interior de la vagina.

Muchos hombres con quienes hablamos conocían también por experiencia este punto especial del interior de algunas mujeres, pero no estaban muy seguros de lo que era:

Cada mujer tiene sus propias respuestas individuales. Es muy difícil que un hombre pueda comprender de veras lo que ocurre exactamente en una mujer. La mujer puede estar llena de respuestas y, sin embargo, el hombre puede desconocer por completo la intensidad de las mismas. Pero algunas mujeres quieren que las comprimas con fuerza más allá del cuello del útero para poder experimentar el orgasmo. ¿No creen que esta compresión y esta arremetida que tanto desean algunas mujeres es un intento de estimular este punto?

Al ser preguntado acerca de la eyaculación, este mismo hombre contestó:

Sí, he oído hablar de ello. Una vez estuve con una chica y ésta experimentó el orgasmo por primera vez en su vida y eyaculó. Se avergonzó muchísimo porque pensó que se había orinado. Yo tampoco sabía lo que era. Pero yo la conocía bien y volvimos a vernos. Si no hubiéramos sido buenos amigos, es posible que me hubiera escapado, presa de la confusión.

Otro hombre dijo: «No olía ni a semen ni a orina y fue ciertamente una experiencia encantadora. Me gusta pensar que mi esposa y yo somos bastante expertos. Por consiguiente, ¿cómo era posible que eso se nos hubiera pasado por alto durante tanto tiempo?».

¿Cómo es posible que los médicos y los psicólogos hayan pasado por alto estas experiencias que parecen ser tan conocidas, pero tan poco discutidas? ¿Cómo es posible que los anatomistas no hayan descubierto el punto de Gräfenberg? Son preguntas de difícil respuesta. Los médicos pueden preguntar con toda libertad «¿Le duele eso, le duele aquello?», pero se muestran reacios a preguntar lo contrario: «¿Nota una sensación agradable, nota una sensación de placer?». Es posible que la disección de tejido muerto no revele fácilmente el punto de Gräfenberg a menos que el disector lo busque específicamente.

Y, sin embargo, ha habido muchas referencias históricas a la eyaculación femenina, empezando por Aristóteles, el cual observó que las mujeres expulsan un líquido durante el orgasmo. Y, en 1950, Gräfenberg «observó que algunas mujeres expulsaban grandes cantidades de un líquido claro a través de la uretra durante el orgasmo». Y creyó que el líquido lo segregaban las glándulas intrauterales. En 1978, J. Lowndes Sevely y el doctor J. W. Bennet llegaron a la conclusión de que algunas mujeres eyaculan y que la fuente de esta eyaculación es la «próstata femenina, un sistema de glándulas y conductos que rodea la uretra femenina y que se desarrolla a partir del mismo tejido embriológico del que procede la próstata masculina».[14]

A diferencia de muchos otros, Perry y Whipple no pasaron por alto estos informes sino que, por el contrario, iniciaron sus propias investigaciones con el fin de ratificarlos. Sus hallazgos pueden revestir un gran valor para todos nosotros... según *como los utilicemos*. Como escribió el doctor Edwin Belzer en el *Journal of Sex Research*:

En caso de que se encontrara una prueba objetiva que demostrara la existencia de la eyaculación femenina, ello podría utilizarse en formas diametralmente opuestas. Podría tranquilizar a aquellos que, en atención a la voz de la autoridad, han negado la realidad o el carácter aceptable de sus propias experiencias o podría constituir una trampa para quienes creen que el orgasmo femenino es «imperfecto» a no ser que se acompañe de la eyaculación. Esta creencia podría inducir a las personas a tratar de eyacular o de provocar la eyaculación, en la suposición de que la imposibilidad de lograrlo es un indicio de ineptitud sexual.[15]

Los participantes en la reunión de la Sociedad para el Estudio Científico del Sexo manifestaron un gran interés por el informe de Perry y Whipple. Los Ladas se mostraron especialmente interesados por el punto de Gräfenberg y los distintos tipos de orgasmo femenino. Tales hallazgos podían explicar las respuestas de las analistas bioenergéticas que experimentaban el orgasmo a través del acto sexual, pero consideraban que el clítoris era también extremadamente importante. Ello explicaba también los puntos de vista de los sujetos de estudio a propósito del orgasmo múltiple.

Perry y Whipple, por su parte, se mostraron también muy interesados por la labor de los Ladas. Poco después de la reunión, Beverly le escribió a Alice: «Estamos avanzando por el mismo camino y parece que éste conduce al mismo lugar, sobre todo, la idea de que el orgasmo femenino es un continuo...». Y así se inició nuestra colaboración.

En los capítulos siguientes se describen con detalle las cuatro ideas básicas que Perry y Whipple expusieron a la consideración de los investigadores sexuales. Se trata en realidad, no de nuevas teorías sino de una información que ha sido publicada y después ignorada, tal como ha ocurrido con muchos importantes descubrimientos científicos en otros campos. Estos cuatro descubrimientos —el punto de Gräfenberg, la eyaculación femenina, la importancia del tono de la musculatura pelviana y el continuo de la respuesta orgásmica— unifican los hallazgos de los freudianos y de otros investigadores sexuales en un conjunto comprensible y coherente. Nuestro dilema se ha resuelto. Ahora estamos ante una nueva síntesis que confirma las experiencias tanto del orgasmo vaginal como del clitorídeo.

2

El punto de Gräfenberg

De los cuatro descubrimientos mencionados brevemente en el primer capítulo, el punto de Gräfenberg ocupa el primer lugar en importancia. Aunque sea menos espectacular que la eyaculación femenina y no tan importante desde el punto de vista médico como un buen tono muscular, el punto G es el que nos libera específicamente de la forma de pensar del «o lo uno, o lo otro» que ha caracterizado a las últimas décadas ya que demuestra que no existe un foco genital de excitación erótica en las mujeres, tal como Masters y Johnson (con la ayuda de muchos otros) nos habían inducido a creer. Existen, por el contrario, por lo menos dos focos —el clítoris y el punto G—, de la misma manera que existen por lo menos dos focos en los hombres, el miembro y la glándula prostática. El clítoris, situado en el exterior del cuerpo junto a la entrada de la vagina, es fácil de descubrir y de ser gozado por una mujer. El punto G, situado en la pared anterior (frontal) de la vagina, es más difícil de ser localizado por la propia mujer. La colaboración de un compañero es muy útil, por no decir esencial. Lo mismo ocurre con los hombres. El miembro es fácil de descubrir y de ser gozado por parte de un hombre mientras que la próstata, percibida a través de la pared anterior del recto, es difícil de localizar sin la ayuda de otra persona.

Estos hechos quedan claramente ilustrados por las experiencias de una pareja de cerca de cincuenta años que acudió a los servicios de asesoramiento matrimonial:

Los Hoyt llevaban casados casi veinte años, tenían dos hijos adolescentes y una hija de ocho años. Se habían hecho novios en su infancia y, desde que se habían casado, sus relaciones habían sido monógamas. El motivo que les indujo a acudir al servicio de asesoramiento no fue ningún problema grave sino el hecho de pensar que les faltaba algo. Las relaciones sexuales eran buenas, pero no constituían una experiencia tan satisfactoria como ellos hubieran deseado. En la primera entrevista, resultó evidente que los Hoyt no tenían graves problemas interpersonales sino que simplemente habían limitado los parámetros de su comportamiento sexual. En la segunda sesión, se les invitó a utilizar la voz durante el acto sexual y a participar más activamente con sus cuerpos, acelerando la respiración. Se les facilitó también información acerca de la situación del punto G y del placer que se podría obtener mediante el estímulo de la próstata del señor Hoyt.

He aquí lo que él reveló en su tercera visita:

Cuando regresé a casa del trabajo, comprendí que Ginny se proponía algo especial. La mesa estaba puesta para dos y había velas encendidas. Rebecca iba a dormir en casa de una amiga y los dos chicos se habían ido de acampada. Por consiguiente, me llevé a Ginny al dormitorio, la desnudé y empecé a acariciarla por todas partes, evitando cuidadosamente el área de alrededor del clítoris en la que me había concentrado durante todos aquellos años. En su lugar, empecé a tantear cuidadosamente su vagina con los dedos... algo que no había hecho desde nuestra época de caricias en el asiento de atrás de un automóvil. La coloqué boca abajo, con los pies colgando fuera del borde de la cama, localicé inmediatamente este pequeño punto ovalado que nos habían descrito y empecé a estimularlo firmemente con los dedos. Ginny respondió con un leve gemido y después me instó a seguir. «No te detengas», me susurró y, poco después, empezó a jadear de placer y su vagina empezó a pulsar contra mis dedos, casi empujándolos hacia afuera. Fue una maravillosa sensación.

Ginny añadió:

Fue abrumador, y, durante un breve período de tiempo, sólo pude permanecer tendida en la cama, abrazando a Jim, besándole y diciéndole: «Gracias». Pero muy pronto me recuperé y empecé a jugar con su miembro erguido. En lugar de atenerme al comportamiento que casi se había convertido en una rutina para nosotros, consistente en besarle y después introducir su miembro en mi vagina, me atreví a explorar una nueva zona con la lengua y empecé a besar a Jim en el área comprendida entre los testículos y el ano. Eso le hizo emitir un jadeo y comprendí que había encontrado una nueva manera de complacerle. Animada, empecé a introducir muy suavemente el dedo en su ano, utilizando mis propios líquidos para la lubrificación. Los gemidos de placer de Jim me hicieron comprender que podía seguir adelante con aquella nueva aventura. Empecé a aca-

riciar la próstata de Jim con el dedo mientras le
besaba y tenía intención de cambiar de posición y
de sentarme encima suyo antes de que experimen-
tara el orgasmo, pero no hubo tiempo.

De este modo, ambos experimentaron el placer
de estimular unos nuevos puntos focales de excitación sexual. Los Hoyt sólo acudieron a una sesión
más. Un poco de información y de apoyo profesional
fue lo único que necesitaron para encontrar la excitación y variedad que les faltaba.

¿Dónde se halla situado exactamente el punto G?
El punto de Gräfenberg se encuentra localizado directamente detrás del hueso del pubis en el interior
de la pared frontal de la vagina. Suele estar situado
a medio camino entre la parte posterior del hueso
del pubis y la cara anterior del cuello del útero, a lo
largo de la uretra (el conducto a través del cual se
orina) y junto al cuello de la vejiga mediante el cual
ésta se une a la uretra. (Imaginemos un pequeño
reloj en el interior de la vagina, marcando las doce
en dirección al ombligo. Casi todas las mujeres lo-
calizan el punto G en la zona comprendida entre
las 11 y la 1.) A diferencia del clítoris, que emerge
del tejido circundante, el punto G se halla profundamente inserto en la pared vaginal y a menudo es
necesaria una firme presión para localizarlo en su
estado no estimulado.

Ya en 1944, el obstetra y ginecólogo alemán Ernst
Gräfenberg empezó a colaborar con su destacado
colega norteamericano Robert L. Dickinson, que algunos consideran el primer sexólogo norteamericano. Ambos describieron una «zona de sensación erótica» que estaba «localizada a lo largo de la superficie suburetral de la pared anterior de la vagina».[1]
Supimos de la existencia de esta zona sensible de
la pared anterior de la vagina a través de un artículo

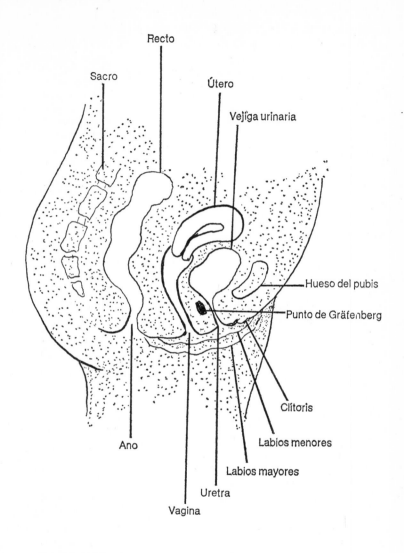

Recto

Sacro

Útero

Vejíga urinaria

Hueso del pubis

Punto de Gräfenberg

Clítoris

Labios menores

Labios mayores

Uretra

Vagina

Ano

El punto de Gräfenberg (órganos genitales femeninos internos) escrito por Gräfenberg en 1950 en el que éste afirmaba:

> ... se pudo demostrar en todos los casos la existencia de una zona erógena en la pared anterior de la vagina a lo largo del curso de la uretra ... [que] parece estar rodeada por tejido eréctil como los cuerpos cavernosos [del miembro]. Durante el estímulo sexual, la uretra femenina empieza a dilatarse y puede percibirse fácilmente. Ésta se dilata grandemente al término del orgasmo. La zona de mayor estímulo se encuentra situada en la uretra posterior, allí donde ésta arranca del cuello de la vejiga.[2, 3]

Gräfenberg sugirió la importancia que podía revestir esta zona porque «la mujer siempre nota si el miembro o el dedo pierde contacto con la parte vaginal de la uretra y se adapta a ello, cambiando de posición».[4]

El significado de las observaciones de Gräfenberg no es obvio a menos que recordemos que en los años cuarenta se había suscitado una importante controversia científica a propósito del punto focal de la excitación sexual femenina. Las radicales ideas de Freud habían adquirido gran popularidad en Norteamérica y los profesionales estaban empezando a tomar posición a propósito de la cuestión del orgasmo clitorideo en contraposición al orgasmo vaginal. Los investigadores abrigaban la esperanza de resolver la controversia por medio de la identificación de las localizaciones anatómicas de la excitación sexual.

La significación sexual del clítoris era relativamente fácil de establecer, puesto que el órgano es muy accesible. Kinsey observó que era sensible al tacto en el noventa y ocho por ciento de sus sujetos. La sensación fisiológica de la vagina era más difícil de establecer por varias razones. Aunque en el noventa por ciento de los sujetos, la vagina era sensible a la presión profunda, sólo en un casi doce por ciento, la vagina era sensible a un roce suave. Kinsey llegó a la conclusión de que

> ... en casi todas las mujeres las paredes de la vagina están exentas de órganos terminales del tacto y son en buena medida insensibles cuando se las acaricia suavemente o se las comprime ligeramente ... casi todas las que reaccionaron tenían la sensibilidad limitada a un punto determinado, situado en buena parte de los casos en la pared superior [anterior] de la vagina, algo más allá de la entrada vaginal.[5]

A pesar de estos datos, Kinsey prefirió suponer que la excitación sexual debía tener un solo foco y, en la creencia de que el clítoris era el homólogo del miembro masculino, lo identificó como el área básica de la sensibilidad sexual femenina. Gräfenberg no discutió los hallazgos de Kinsey a propósito del clítoris, pero insistió en que la vagina también era importante. En atención a las claras descripciones que hizo de la relación existente entre una zona sensible de la vagina y el placer sexual, Perry y Whipple bautizaron esta zona con la denominación de punto de Gräfenberg.

Las investigaciones acerca de las mujeres y de sus respuestas sexuales constituyen un área relativamente nueva, debido en buena parte a la premisa heredada de nuestra cultura según la cual las mujeres son receptoras pasivas de la actividad sexual del varón y, como tales, no tienen (ni deben tener) el deseo o la capacidad de responder como seres sexuales. Durante muchos años se creyó (y, en algunos lugares, se sigue creyendo) que el único propósito del acto sexual era la procreación y que el papel de la mujer era el de concebir y alumbrar hijos, no el de disfrutar de la sexualidad.

Una mujer de treinta y cinco años, casada desde

hacía catorce, dijo lo siguiente a propósito del estudio de la respuesta sexual femenina:

Parece increíble que sólo ahora se esté empezando a estudiar. Cabe preguntarse si ello habrá tenido algo que ver con la discriminación contra las mujeres, históricamente hablando. Es muy posible que se hubieran llevado a cabo muchas más investigaciones sobre este tema si casi todos los investigadores no hubieran sido hombres. ¿No resulta patético que en 1982 las mujeres apenas hayamos empezado a discutir el tema?

Con una clara percepción de la forma en que la inferior consideración social en que eran tenidas las mujeres disminuía la atención prestada a sus problemas sexuales por parte de una profesión médica dominada por los varones, Gräfenberg comentó en 1953: «La infravaloración de los secretos femeninos llegó hasta el punto de no reconocer con exactitud el significado del orgasmo y la localización de las zonas eróticas».[6]

Creía además que:

La situación de la zona erógena en la pared anterior de la vagina demuestra que el animal humano tiene la misma configuración que los demás cuadrúpedos. En la posición que probablemente más se suele adoptar en el acto sexual humano en el mundo occidental, con la mujer tendida boca arriba, la arremetida del miembro no llega a la parte uretral de la vagina, a menos que el ángulo del miembro erguido sea muy acusado o que las piernas de la mujer se coloquen sobre los hombros del varón. Estoy de acuerdo con LeMon Clark en que el hombre fue diseñado como cuadrúpedo, motivo por el cual la posición normal debería ser la del acto sexual *a posteriori* [en la que el hombre penetra en la vagina por detrás].[7]

Elaine Morgan describió en 1972 el área del punto G, aunque ella no lo llame así. En *The Descent of Woman*, escribió:

> Aquello que lo desencadena [el orgasmo] es una breve, pero vigorosa aplicación de una rápida fricción rítmica... La deseada fricción se aplica, generalmente por detrás, a la pared anterior de la vagina... El único otro punto que aquí debemos subrayar es el de que en muchos primates y otros cuadrúpedos la presión procede no sólo de detrás sino también de arriba hacia abajo, por lo que se aplica a la pared *ventral* [frontal] de la vagina.[8]

Es bien sabido que casi todos los mamíferos copulan en la posición de penetración posterior.

El resto de la tesis de la Morgan en el sentido de que el mecanismo de la *hembra* humana se atrofió en cierto modo debido a su historia evolutiva y cultural es discutible, pero cabe la posibilidad de que ésta sea la explicación de la dificultad con que tropiezan algunas mujeres para localizar el punto G y de la necesidad que otras experimentan de adoptar una posición adecuada, según los particulares atributos físicos de sus compañeros.

Aunque la Morgan abordó la cuestión desde un planteamiento enteramente distinto, a través de sus estudios de etología, evolución y antropología, sus conclusiones son notablemente parecidas a las de Gräfenberg, quien era primordialmente médico. La Morgan señaló que las vigorosas arremetidas mediante la penetración posterior constituían el medio óptimo para alcanzar la satisfacción sexual en todas las hembras de los mamíferos, incluidas las mujeres.

Muchos hombres y mujeres a los que hemos entrevistado o que nos han escrito confirman las aseveraciones de Gräfenberg y Morgan. Una cantante mexicana de cuarenta años nos dijo, por ejemplo:

Nunca pensé que el clítoris fuera importante. No me gusta que me lo toquen y yo no lo toco. En cierta ocasión en que seguí un curso de estudios femeninos, me enojé mucho porque allí todas las mujeres subrayaban la importancia del clítoris. Para mí, es un punto muy endeble. Mis mejores orgasmos se producen cuando el hombre me penetra por detrás. Entonces puedo guiarle hacia el lugar adecuado y ayudarle a tocar el punto exacto que tengo dentro.

Ángela, graduada en arquitectura, de cincuenta y seis años, educada con tanta severidad que nunca la habían besado antes de ir a la universidad, señaló: «Hace falta un miembro de buen tamaño para alcanzar este punto en la posición boca arriba. Necesito que el hombre penetre más profundamente. La penetración posterior es una posición mucho más satisfactoria».

Se lo comentamos a una amiga nuestra de treinta y tantos años, profesora y ardiente feminista, la cual se puso furiosa porque la penetración por detrás «coloca a la mujer en una posición inferior». El hecho de que la posición se considere «inferior» o «agradable» es una cuestión muy subjetiva. Las preferencias a este respecto no tienen nada inherentemente inferior o superior. Lo importante es reconocer que hay tantas necesidades distintas como distintas son las mujeres, que se debiera disponer de una amplia variedad de opciones y que las mujeres tendrían que participar activamente en la elección de las posiciones y actividades sexuales.

Un vendedor de seguros de cincuenta y seis años habló de una mujer con quien había mantenido relaciones sexuales a los treinta y tantos años. La mujer, dijo,

era absolutamente maravillosa. Tenía una manera muy singular de hacer el amor. Me acariciaba por todas partes y, cuando yo alcanzaba una fuerte erección, se retiraba e introducía mi miembro en su vagina por detrás. Cuidaba mucho nuestra posición y después se movía vigorosamente, diciendo que quería notar mucha presión exactamente en el punto adecuado.

El estímulo del punto G guarda relación no sólo con la posición que se adopta durante el acto sexual sino también con la configuración física y la colaboración de los integrantes de la pareja. Gräfenberg nos dijo algo más acerca del papel del varón: «El ángulo que forma el miembro con el cuerpo reviste una gran importancia y tiene que ser tomado en consideración. Es posible que la fama del "amante perfecto" esté basada en estas características fisiológicas».[9]

April, de cuarenta y dos años y casada por segunda vez, corrobora esta afirmación:

Es una experiencia distinta a cualquier otra que jamás hubiera conocido. Con Dan, podemos tendernos el uno de cara al otro y su miembro alcanza entonces este lugar de mi vagina que produce esta sensación tan maravillosa y que siempre me provoca el orgasmo. Creo que ello se debe a la posición que adopta su miembro cuando está erguido, aplastado contra su vientre. Nunca fue así con ninguno de mis demás compañeros.

Otras parejas señalan que el acto sexual con la mujer encima es la mejor posición para estimular el área del punto G. Algunas señalan que un miembro de menor tamaño es a veces más eficaz que otro más grande en esta posición. Tal como escribió la esposa de treinta años de un médico:

Yo siempre he tenido orgasmos, pero nunca me he excitado demasiado cuando el miembro se encon-

traba completamente en el interior de mi vagina. Es más, a veces mi excitación terminaba bruscamente cuando el miembro penetraba por completo. Mi mayor excitación la experimentaba cuando el miembro se encontraba a la mitad o a un tercio del camino. Ahora sé por qué... en esta zona alcanzaba mi «punto mágico».

Otra mujer que lleva treinta y tres años casada señaló:

Debo decirles que están ustedes completamente en lo cierto a propósito del punto de Gräfenberg. Yo no sabía cómo se llamaba, pero está ahí sin duda. He oído a muchos sexólogos inducir a muchas pobres mujeres a pensar erróneamente que el estímulo clitorideo era el orgasmo —desde luego, muy agradable—, pero nada puede compararse con el verdadero orgasmo que se produce en el interior de la vagina y, cuando se pueden alcanzar ambas cosas al mismo tiempo, es un auténtico éxtasis.

No obstante, algunos comprueban que el punto G se puede alcanzar en la habitual posición del varón encima. Tal como escribió una mujer que lleva veinte años casada:

Aunque el acto sexual por detrás o bien estando yo encima hace que este punto sea más accesible, observo que la posición habitual también resulta satisfactoria si se alcanza una profunda penetración y si el miembro se dilata mucho, sobre todo antes de la eyaculación.

Un iraní informó de que, en la cultura musulmana, a los hombres se les enseña a complacer a sus compañeras mediante el estímulo de un lugar especial. A la pregunta de si estaba hablando del clítoris, contestó: «No, es algo que hay en el interior de la mujer y ella lo disfruta más cuando está encima». Su mujer le da la razón y dice que, cuando él se coloca encima suyo, el resultado no es tan satisfactorio.

El conocimiento de la sexualidad y de las técnicas sexuales es más cultural que instintivo. Las culturas sexualmente menos represivas que la nuestra celebran la existencia del orgasmo femenino y enseñan a sus miembros los medios más idóneos para alcanzarlo. En estas culturas, el orgasmo femenino se da por supuesto. Durante la primera guerra mundial, el antropólogo Bronislaw Malinowski convivió con uno de estos grupos: los habitantes de la isla de Trobriand. Algunos de los juegos de cuerdas practicados por los isleños de Trobriand eran de carácter explícitamente sexual. Uno de los juegos mostraba dos lazos, que representaban dos focos de excitación erótica. (El juego se practicaba introduciendo los dedos primero en uno de los lazos y después en el otro y haciendo un movimiento que daba lugar a que cada lazo vibrara a su vez rápidamente.) Malinowski lo interpretó como el símbolo de dos clítoris, diciendo: «Se observa evidentemente una pequeña inexactitud anatómica en esta disposición puesto que en la naturaleza no hay más que un órgano y en éste el clítoris se halla situado en la parte superior de la vulva y no en la inferior».[10] No podía concebir que hubiera dos centros de excitación erótica en las mujeres. Con la ventaja de la mirada retrospectiva, parece casi seguro que el juego de la cuerda simbolizaba no dos clítoris sino el clítoris y el punto G.

Otra mujer escribió desde Panamá: «Aquí estamos muy familiarizados con el "Punto de Gräfenberg". Lo llamamos "la bella loca". Lo conozco desde que tenía unos quince años. Ahora tengo sesenta y cinco. Somos una nación de gente muy aficionada al sexo».

Probablemente el punto G está compuesto por una compleja cadena de vasos sanguíneos, las glándulas y los conductos parauretrales, terminaciones nerviosas y el tejido que rodea el cuello de la vejiga. En las mujeres examinadas por nosotros (o por otras personas que posteriormente nos comunicaron los resultados), esta zona sensible se dilataba como consecuencia del estímulo y el tejido blando empezaba a endurecerse, mostrando unos bordes bien definidos. En condiciones favorables al estímulo sexual, la dilatación se produce con mucha rapidez. Se desconoce de momento la estructura celular del punto G. Los investigadores de varias facultades de medicina están tratando actualmente de establecer la naturaleza exacta de estos tejidos.

Una cuestión polémica es la de si el punto G puede considerarse un homólogo de la próstata masculina. La controversia se remonta a la antigua Roma cuando Galeno, médico que vivió en el siglo II d. de C., planteó la cuestión y votó afirmativamente. Sin embargo, Masters y Johnson, en un comentario acerca de las investigaciones de Perry y Whipple en abril de 1981, insistieron en que la palabra *próstata* no era apropiada.[11]

Nosotros tendemos a creer que la zona del punto G incluye un homólogo atrofiado de la próstata masculina, a pesar de la afirmación de muchos médicos en el sentido de que ésta no posee ninguna función urológica o ginecológica conocida. Una diferencia significativa entre ambos órganos estriba en el hecho de que la glándula prostática masculina está más altamente definida y es más uniforme que el punto G por lo que respecta al tamaño, la forma y la localización. Pese a ello, es posible que las mujeres y los hombres sean más parecidos anatómicamente de lo que hasta ahora se creía.

En un artículo publicado por el *New York Times* en octubre de 1980 se contaba la historia de un padre que había conseguido amamantar con éxito a su hija durante ocho meses. Pudo hacerlo, ingiriendo estrógenos y siguiendo los procedimientos utilizados por las mujeres en todo el mundo cuando quieren amamantar a niños aunque no hayan estado embarazadas recientemente. El método exige que el niño succione repetidamente, dado que el estímulo de los pezones produce a la larga el inicio del proceso de secreción láctea. Coincidiendo con la succión, se introduce leche en la boca del niño mediante un cuentagotas hasta que la leche empieza a fluir libremente por las tetillas del padre. No se sabe si muchos hombres estarían en condiciones de hacer tal cosa. La motivación y la perseverancia son factores clave incluso en el caso de mujeres que deseen amamantar sin haber dado a luz un hijo. Pero, aunque sólo un pequeño porcentaje de hombres pudiera amamantar, tal vez el punto G pueda desarrollar una función análoga a la de la próstata masculina.

Para averiguar si el punto G existía efectivamente en todas las mujeres, Perry y Whipple hicieron examinar por un médico o una enfermera a más de cuatrocientas mujeres que se habían ofrecido voluntariamente como sujetos de investigación. Aunque no podemos afirmar todavía con certeza que todas las mujeres lo tienen, cada vez es mayor el número de médicos que aseguran haber podido localizar el punto G.

Si el punto G se encuentra universalmente cuando se lo busca, ¿por qué ha pasado inadvertido hasta ahora? Muchas personas imaginan que los médicos deberían saberlo todo acerca del cuerpo humano. Sin embargo, a los médicos se les enseña a evitar cualquier proceso que pueda provocar una excitación sexual en sus pacientes. En el transcurso de un normal examen ginecológico, la zona del punto G se suele palpar, pero no se estimula. Es fácil comprender por tanto por qué el punto G ha pasado inadvertido. En su estado no estimulado es relativamente pequeño y difícil de localizar, sobre todo, teniendo en cuenta que no se puede ver. De la misma manera que el miembro no suele hincharse en el transcurso de un examen médico, el punto G tampoco lo hace. ¡Sobre la base del simple conocimiento de consultorio, los médicos se verían obligados a llegar a la conclusión de que el miembro del varón es fláccido y mide aproximadamente unos cinco centímetros de longitud!

En la obra *A New View of a Woman's Body* (Nueva visión del cuerpo de la mujer), compilada por la Federación de Centros Sanitarios Feministas de los Estados Unidos, el área que nosotros llamamos punto G recibe la denominación de «esponja uretral». Al no encontrar mención de esta estructura en los textos médicos, las autoras la bautizaron por su cuenta.[12] Allí se explica que dicha estructura protege la uretra, llenándose de sangre durante la excitación y el acto sexual, y que actúa de amortiguador entre el miembro y la uretra.

¿Cómo puede una mujer localizar su propio punto G? Es casi imposible si una permanece tendida boca arriba porque la fuerza de gravedad tiende a empujar los órganos internos hacia abajo y lejos de la abertura vaginal por cuya razón serían necesarios unos dedos muy largos y una vagina muy corta. La posición sentada o agachada sería mejor. Dado que la primera sensación que suelen experimentar las mujeres cuando se estimula el punto G se parece mucho a una urgente necesidad de orinar, una solución podría ser la de buscar el punto permaneciendo sentada en el excusado. Orine antes de intentar localizar el punto G para no tener que preocuparse por la posibilidad de que sus actividades constituyan el reflejo de una vejiga llena. Explore la pared superior frontal de la vagina, aplicando una firme presión hacia arriba. (A algunas mujeres les resulta útil aplicar simùltáneamente una presión hacia abajo con la otra mano sobre el abdomen, justo por encima del hueso del pubis.) Cuando se estimula el punto G y éste empieza a hincharse, la zona se percibe a menudo como una pequeña protuberancia entre los dedos. Probablemente experimentará usted una clara sensación interna que cesará en cuanto aparte los dedos.

Para los médicos que intenten localizar el punto G con la paciente tendida boca arriba, este método bimanual es también adecuado. La información de la paciente cuando se utiliza este método ayuda al facultativo inexperto a localizar más fácilmente el punto. El médico Zwi Hoch de Israel utiliza también la técnica bimanual para enseñar a las pacientes y a sus compañeros a localizar la zona.[13]

El punto G se percibe con el dedo como una pequeña alubia y, cuando se estimula, puede alcanzar tamaños variables. Algunas mujeres tienen unos puntos más grandes, de la misma manera que algunas mujeres tienen pechos más grandes y algunos hombres tienen miembros más grandes. El tamaño de cualquiera de estas partes corporales no afecta para nada al carácter de su respuesta al estímulo. Las mujeres disfrutan más o menos del estímulo del punto G, de la misma manera que algunas mujeres disfrutan más que otras del estímulo de sus pezones. El examen físico ha revelado que el punto G es a veces más pequeño en las mujeres postmenopáusicas si bien la respuesta al estímulo no parece distinta a las respuestas de las mujeres no menopáusicas.

Si se sigue acariciando la zona con firmeza, cosa que debería producirle una sensación moderadamente agradable, es posible que perciba usted unas punzadas o contracciones en el útero. Pruebe a estimular el punto G tal como posiblemente haya hecho con el clítoris en caso de que haya aprendido a masturbarse de esta manera. Es probable que necesite ejercer una presión más fuerte sobre el punto G y que experimente una sensación mucho más profunda que la que percibe cuando se masturba estimulando el clítoris.

A medida que vaya superando la sensación de vejiga llena, es posible que desee trasladarse a una cama o a un lugar más cómodo. Si le sigue preocupando la posibilidad de orinar, llévese una toalla. Siga estimulando la zona en posición arrodillada o bien sentada sobre los pies con las rodillas separadas. Si alcanza usted un orgasmo, observe de qué manera éste difiere de los que experimenta a través del estímulo clitorideo. Algunas mujeres eyaculan un líquido claro cuando registran este tipo de orgasmo. Si se encuentra usted entre ellas, es posible que experimente la sensación de tener que orinar poco antes de que ello ocurra. (Si usted eyacula, el líquido será mucho más claro y lechoso que la orina y olerá de otra manera. Véase el capítulo 3 para una descripción más completa de la eyaculación femenina.)

Si tiene usted un compañero con quien se siente a gusto, tal vez quiera compartir con él su descubrimiento del punto G. Puede ser más fácil si usted se tiende boca abajo con las piernas separadas y las caderas ligeramente levantadas. Dígale a su compañero que introduzca dos dedos (con la palma de la mano hacia abajo) y que explore con firme presión la pared anterior de su vagina (que estará muy próxima a la cama). Mueva la pelvis para facilitar el contacto con el punto G. Comuníquele a su compañero lo que le resulte agradable. Esta posición es también excelente para el estímulo del miembro. Si su compañero introduce uno o dos dedos (con la palma de la mano hacia arriba) en su vagina, permaneciendo usted tendida boca arriba, el punto G se percibirá generalmente ejerciendo presión contra la pared superior de la vagina, en una zona situada a medio camino entre la parte posterior del hueso del pubis y el fondo de la vagina allí donde ésta se une con el cuello del útero. Apoyando otra mano sobre el abdomen por encima de la línea de nacimiento del vello del pubis y ejerciendo presión hacia abajo, se contribuye a veces a estimular el punto G.

Otra posición favorable para muchas parejas es aquella en la que el hombre permanece tendido boca arriba y la mujer sentada con el miembro erguido introducido en su vagina. Ello permite a la mujer moverse de tal manera que el miembro entre en contacto con su punto G y puede conducir también a orgasmos múltiples. No se sorprenda si la primera vez que prueba esta posición sólo experimenta un leve placer. Se necesita práctica —a veces, varias sesiones— para aprender esta nueva técnica. Si, al principio, no le resulta agradable o le produce irritación, deténgase. Pruébelo en otra ocasión. En caso de que experimente placer, tal vez quiera continuar.

Tal como ya se ha dicho, la proximidad del punto G a la vejiga y a la uretra hace que las mujeres experimenten a menudo la sensación de tener que orinar... aunque el estímulo del punto G no se traduzca en una eyaculación. Ello a su vez puede conducir a consecuencias más graves, dando lugar a que muchas mujeres repriman sus sensaciones al llegar a esta fase o incluso se abstengan de la actividad sexual a causa de la vergüenza, la turbación o el temor que les produce la posibilidad de orinar. Al bloquear estas sensaciones, bloquean e impiden también el orgasmo.

Bárbara, una costurera de veintisiete años que se orinaba en la cama cuando niña, acudió al servicio de asesoramiento matrimonial. Aunque no hubiera sido éste el motivo que la había inducido a acudir a la consulta, una de las dificultades que experimentaba, y que enfurecía mucho a su marido, consistía en que, cada vez que iniciaban el acto sexual, ella tenía que levantarse a orinar, a pesar de que siempre procuraba orinar antes de iniciar cualquier actividad sexual. Sus temores eran tanto más acusados debido a su historial de incontinencia urinaria en la cama. Tras haber recibido información en el sentido de que tales sensaciones son habituales, pero no significan que se vaya realmente a orinar, esta joven pudo aceptar lo que significaban dichas sensaciones y seguir realizando el acto sin interrupción hasta alcanzar una agradable satisfacción.

Aunque muchas mujeres prefieren un suave estímulo del clítoris, el agradable estímulo del punto G requiere a menudo una presión que puede variar entre muy firme y fuerte. Tal como se ha indicado anteriormente, una vez una mujer ha descubierto su punto G, aprendido qué sensación produce al tacto y dónde está situado, puede estimularse el punto ella misma mediante la presión externa del abdomen, un poco por encima del hueso del pubis. Virginia, una adiestradora de veinticuatro años de perros lazarillos para invidentes, dijo:

Al principio, yo no sabía nada acerca del punto G. Todas mis sensaciones se limitaban al clítoris. Pero, tras haber aprendido a fortalecer los músculos de la vagina, empecé a alcanzar el orgasmo con mi marido, sobre todo, cuando me penetraba por detrás. Él suele ausentarse a menudo por motivos de trabajo y ahora he aprendido a masturbarme, estimulando el punto G a través del vientre. Tocarme el punto G con una mano y el clítoris con la otra no es lo mismo que estar con él, pero constituye ciertamente una manera encantadora de masturbarse.

La sensibilidad del punto G puede explicar algunas de las sensaciones orgásmicas que determinadas mujeres experimentan durante el parto ya que es muy posible que el punto G resulte estimulado durante el avance del niño por el canal del parto.

Una mujer escribió:

Recientemente di a luz mi segundo hijo. ¿Es posible que el efecto de empuje que ustedes han mencionado en relación con el estímulo del punto G guarde relación con el impulso involuntario de empuje que se produce en las últimas fases del alumbramiento? Parece que, al alcanzar el niño la altura del hueso del pubis, se produce una considerable presión sobre el punto G.

Una mujer de sesenta y un años, casada desde hacía treinta y siete, dijo:

He tenido tres hijos, que están vivos y son felices. No obstante, hay una experiencia que siempre me ha preocupado. Cuando estaba teniendo mi segundo hijo en el hospital, el médico me dijo que fuera al cuarto de baño. Y en el retrete tuve el orgasmo más tremendo que jamás hubiera experimentado. El sexo estaba muy alejado de mis pensamientos. El médico no quiso hablar de ello o no me creyó. Siempre me he sentido culpable por esta causa y algunas íntimas amigas mías me han mirado como si estuviera loca. ¿Es posible que la posición del feto hubiera ejercido presión sobre el punto G?

Se trata ciertamente de un área digna de ulteriores investigaciones.

El hecho de tener un punto G altamente sensible puede constituir a veces un problema, tal como sucedió en el caso de la mujer que nos facilitó la siguiente información:

Soy una mujer cuyo punto de Gräfenberg es muy prominente y sensible. Gracias a ello, disfruto al máximo de la sexualidad. Pero tengo problemas cuando me someto a un examen ginecológico porque el espéculo me comprime el punto e inmediatamente empiezo a experimentar el orgasmo. Tengo que concentrarme mucho para evitarlo.

Ello fue confirmado por un hombre que escribió:

Descubrí el «punto de Gräfenberg» hace muchos años de manera accidental. Yo no sabía lo que era, pero observé que mi compañera se volvía loca cuando se lo toqué. He tenido el placer de mantener relaciones sexuales con varias mujeres distintas en el transcurso de los últimos años y he comprobado que el estímulo de este punto produce en cada mujer una respuesta distinta que puede oscilar entre débil y «volcánica».

Es extremadamente importante que los cirujanos tengan en cuenta la existencia y la localización del punto G al llevar a cabo alguna intervención. El hecho de cortar donde no se debe puede privar a ciertas mujeres de un futuro placer sexual. A través de conversaciones y cartas que hemos recibido, parece ser que las intervenciones quirúrgicas pueden ejercer efectos positivos o negativos sobre la sexualidad, según el tipo de intervención que se haya practicado y según los nervios y tejidos afectados. Algunas mujeres, por ejemplo, afirman haber registrado un aumento de las sensaciones agradables tras la extirpación del útero.

Yo siempre he experimentado orgasmos a través de este punto. La sensación es extraordinaria y a mi marido y a mí nos encanta. Hace nueve años, cuando tenía treinta, tuvieron que practicarme una histerec-

tomía. Sin embargo, conservo todavía los ovarios, y, desde que me operaron, el orgasmo es más intenso.

Otras mujeres, en cambio, informan del efecto contrario:

Estaba preocupada desde hacía algún tiempo y le pregunté al médico que me practicó la histerectomía por qué no podía experimentar un orgasmo interior como el que experimentaba antes de la intervención. Él rechazó mis afirmaciones con una sonrisa y me dijo que eso no era posible. Me había practicado también una intervención en la vejiga. ¿Es posible que ello tenga algo que ver con mi incapacidad de alcanzar el orgasmo como antes? ¿Se podría practicar ahora alguna intervención correctora?

Puesto que ya no podemos dar por sentado que el clítoris es la principal fuente de placer erótico en todas las mujeres, la perturbación de cualquier tejido de la zona puede destrozar o eliminar el punto G, disminuyendo o incluso suprimiendo una importante fuente de placer sexual.

Una mujer preguntó:

Tengo una importante duda que me ha preocupado desde que mi ginecólogo me dijo en junio pasado que me tendrían que practicar una histerectomía parcial. Tengo cuarenta y dos años y, en los veintidós años que llevo de matrimonio, mi vida sexual ha sido muy satisfactoria. Experimento aquellos orgasmos profundos en los que parece que el útero es empujado hacia abajo, y eso es lo que me preocupa. ¿Cómo puede ser igual la sensación si no hay útero? Huelga decir que no he comentado este aspecto de mis preocupaciones con mi ginecólogo por tratarse de un hombre. Y, aunque tengo mucha confianza en mi médico, sólo yo sé lo que siente mi cuerpo y de qué manera responde durante el orgasmo y tengo

miedo de que nada de lo que me pueda decir un
hombre a este respecto sea fiable.

Gräfenberg señaló que una mujer podía ser incapaz de experimentar el orgasmo tras una histerectomía «en caso de que la zona erotógena de la pared vaginal anterior haya sido extirpada durante la operación».[14] Pese a ello, muchas mujeres que han sufrido histerectomías señalan que siguen experimentando «orgasmos profundos», acompañados de una sensación de empuje hacia abajo, aunque ya no tengan el útero. Una explicación puede ser la de que los nervios que alimentaban el útero y el punto G se hallan todavía intactos, razón por la cual la respuesta muscular de la parte superior de la vagina no resulta afectada.

Otra importante preocupación de carácter médico es el efecto del diafragma sobre el punto G. El diafragma, método de control de la natalidad recomendado a menudo en los Estados Unidos, puede bloquear el estímulo del punto G. En algunos casos, resulta difícil, por no decir imposible, percibir el punto G cuando se utiliza el diafragma. Una joven que se sentía avergonzada y turbada a causa de la intensidad de su respuesta sexual nos dijo:

Era tremendo. Mi reacción al acto sexual era muy fuerte y nada de lo que nos habían enseñado nos había preparado para ello. Al principio de mis relaciones sexuales, experimentaba el orgasmo una y otra vez. Después me colocaron un diafragma y, afortunadamente, eso ya no me volvió a ocurrir.

Otra mujer escribió:

Soy una mujer casada de veintinueve años y llevo diez años experimentando esta sensación que no cambiaría por nada del mundo. Hubo un breve período en que utilicé un diafragma y observé inmediatamente que me era casi imposible alcanzar al máximo esta sensación.

En otras mujeres, en cambio, la utilización del diafragma no ha influido en el estímulo del punto G. Una mujer de cuarenta y un años, casada desde hacía veintitrés, señaló: «Hace cinco años que utilizo el diafragma y parece que ello no dificulta la experiencia orgásmica e incluso a veces la intensifica. Sin embargo, la posición es importante, y no sólo con penetración posterior... también ocurre cuando se levantan mucho las piernas.»

Es posible que la colocación del diafragma con respecto a la situación del punto G en cada mujer sea importante y deba ser tomada cuidadosamente en consideración en el momento de elegir un método de control de la natalidad. En las mujeres cuyo punto se halla situado directamente detrás del hueso del pubis (y no ya en una zona superior de la vagina) no es tan probable que el diafragma dificulte la respuesta orgásmica. En los casos en que el diafragma impide la sensación, una solución puede ser el uso de un tapón cervical, todavía no aprobado por las autoridades correspondientes en algunos países y que, en la actualidad, se utiliza con carácter experimental en los Estados Unidos. El tapón se ajusta directamente por encima del cuello del útero y no obstaculiza el estímulo del punto G. Gräfenberg y Dickinson lo comprendieron así ya en 1944 cuando escribieron:

Ocasionalmente, alguna paciente ha informado de su imposibilidad de alcanzar el orgasmo cuando utiliza un diafragma vaginal debido al hecho de que la principal o única zona de sensación erógena se halla localizada a lo largo de la superficie suburetral de la pared anterior de la vagina. Dado que el tapón cervical deja al descubierto la pared anterior, siendo así que el diafragma la cubre, estas pacientes pueden alcanzar el orgasmo una vez se efectúa el cambio.[15]

Las mujeres que están satisfechas del diafragma como método de control de la natalidad, aunque éste pueda obstaculizar el estímulo del punto G durante el acto sexual, podrían probar a estimular el punto con un dedo de su compañero antes de introducir el diafragma.

Los hombres tienen también una zona de placer localizada, como el punto G, alrededor de la uretra, a la altura del cuello de la vejiga. Se conoce con la denominación de glándula prostática. Al igual que el punto G, se puede estimular con un dedo o con el miembro, pero no es fácil que un hombre la pueda alcanzar por sí solo.

Algunos hombres superan el problema, introduciendo el pulgar en el recto y comprimiéndolo contra la pared anterior (frontal), al tiempo que aplican un masaje hacia abajo en dirección al ano. La mejor posición para ello es la posición boca arriba con las rodillas dobladas y los pies apoyados sobre la cama. Algunos hombres prefieren acercar un poco más las piernas al tórax. La próstata se percibe como una masa blanda en la pared anterior del recto, a pocos centímetros del ano. (Casi todas las autoridades médicas aconsejan no introducir nada en el recto que se ponga después en contacto con otras partes del cuerpo sin primero haberlo lavado concienzudamente con agua y jabón.)

Inicialmente, la aplicación de masaje a la próstata, tal como puede ocurrir con el estímulo del punto G, se percibe a veces como algo desagradable, sobre todo cuando ello se hace para un examen médico. Pero, cuando se estimula la próstata como parte de la actividad sexual, los hombres afirman que la sensación les resulta agradable. Cuando se toca la zona

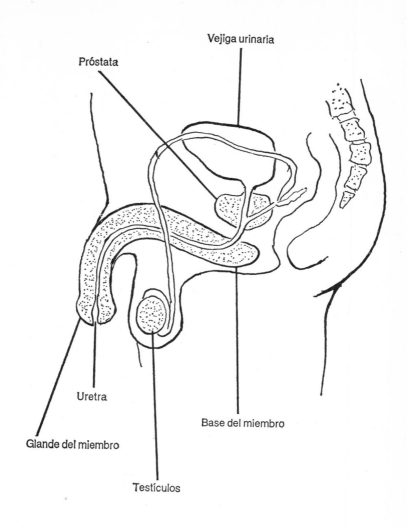

Próstata

Vejiga urinaria

Uretra

Glande del miembro

Testículos

Base del miembro

Órganos genitales masculinos

77

adecuada, se produce una sensación insólitamente agradable, muy distinta, tanto desde el punto de vista emocional como del fisiológico, a la que normalmente se asocia con el estímulo del glande (punta del miembro). Ello es comparable a la diferencia que las mujeres perciben entre el estímulo del punto G y el estímulo del clítoris.

Cuando la próstata se estimula de este modo hasta la eyaculación, el líquido suele fluir suavemente en lugar de salir en chorro, aunque la cantidad es parecida a la que se emite en el transcurso de una eyaculación normal. Los hombres informan de que el orgasmo que experimentan como consecuencia del estímulo de la glándula prostática es parecido a la sensación de empuje hacia abajo que experimentan las mujeres cuando se estimula el punto G. Recordemos que los Hoyt, cuya experiencia se ha descrito al comienzo de este capítulo, experimentaron con éxito este tipo de actividad.

Nuestros conocimientos acerca de las sensaciones agradables de la próstata masculina han aumentado gracias a los nuevos conocimientos que hemos adquirido acerca de las agradables sensaciones localizadas en el punto G. En realidad, la primera persona que describió detalladamente el punto G no fue Gräfenberg sino el anatomista holandés del siglo XVII Regnier de Graaf, que nos proporcionó las primeras descripciones modernas de los órganos sexuales humanos masculinos y femeninos. A diferencia de otros anatomistas de su época, De Graaf tuvo en cuenta no sólo el significado estructural de los órganos sexuales femeninos sino también su significado erótico. De Graaf describió detalladamente el revestimiento membranoso de la uretra, diciendo que «la sustancia podía ser denominada muy apropiadamente *prostatae* femenina o *corpus glandulosum...*» Y añadía: «La función de la *prostatae* es la de generar un líquido pituitoseroso que hace a las mujeres más libidinosas. Aquí debiera observarse, además, que la secreción de la próstata femenina produce tanto placer como la de la próstata masculina».[16]

Tuvimos conocimiento por primera vez de la labor desarrollada por De Graaf a través de un artículo de Sevely y Bennett, aparecido en el número de febrero de 1978 del *Journal of Sex Research*. Su excelente análisis de toda la literatura relacionada con la eyaculación femenina encendió la chispa que nos indujo a iniciar las investigaciones a las que se refiere el presente libro.

El conocimiento del punto G no estaba en modo alguno limitado a los escritos de De Graaf y Gräfenberg. Muchos otros médicos y anatomistas lo han descrito... si bien no en calidad de foco de placer sino de potencial foco de infección venérea o de complicaciones quirúrgicas. La función del punto G en estado de buena salud revestía muy poco o ningún interés.[17]

El doctor Alexander Skene, un médico que escribió en 1880, se interesó por el drenaje de las diversas glándulas y conductos que rodean la uretra femenina cuando contraían una infección gonocócica. Skene dibujó unos diagramas para facilitar este proceso y aún hoy las glándulas uretrales femeninas se siguen conociendo con el nombre de glándulas de Skene. Poco después, otros investigadores empezaron a interesarse por estas glándulas e informaron de que, desde un punto de vista embriológico, las glándulas uretrales de la mujer podían ser consideradas un homólogo de las glándulas prostáticas masculinas y poseían una estructura similar a la de la glándula prostática de un feto masculino de seis meses de edad.[18]

En 1941, el doctor George Caldwell señaló que el grado de desarrollo de dichas glándulas variaba en los distintos individuos.

Poseen una estructura y elaboran una secreción sólo comparables a las de las glándulas prostáticas del varón ... son unos restos embrionarios que posiblemente no tengan ninguna función esencial en la hembra, pero que, al parecer, son capaces de cierta respuesta a los estímulos funcionales en la mujer normal, tal como revela la frecuente retención de la secreción en el interior de las glándulas.[19]

Durante casi medio siglo, nadie más había considerado que las glándulas de Skene eran dignas de ulterior atención. Sin embargo, en 1943, el tocólogo y ginecólogo doctor John W. Huffman empezó a analizar las glándulas de Skene y llegó a la conclusión de que el propio Skene había subestimado mucho la importancia de las glándulas y conductos que rodean la uretra.[20] Aquel mismo año, un artículo publicado en el *Journal of the American Medical Association* informó de la existencia de casos de hipertrofia, o aumento de volumen, de la glándula «prostática», en mujeres, que habían tenido que ser tratadas quirúrgicamente.[21, 22]

En 1953, el urólogo doctor Samuel Berkow llegó a la conclusión de que dicho tejido era eréctil y podía ser considerado un «corpus spongeosum»[23] (análogo al tejido eréctil del miembro viril). Pero Berkow jamás estudió las condiciones en las cuales se podía erguir. Su interés se centraba en la micción y él opinaba que la función de este «tejido eréctil» era la de comprimir la uretra y controlar de este modo la micción. Desgraciadamente, otros urólogos no lograron confirmar esta función esfintérica y olvidaron rapidamente la posibilidad de que el «tejido eréctil» tuviera otro cometido fuera del ámbito de su propia especialidad.[24]

¿Es correcto atribuir la denominación de «glándula prostática femenina» a este conjunto de tejidos? No existe ninguna duda en cuanto a su semejanza anatómica y embriológica; parece por tanto que la cuestión es de carácter meramente semántico. Una de las funciones de la próstata masculina consiste en elaborar parte del líquido seminal (el esperma lo añaden los testículos). Si el punto G o el tejido que lo circunda son un homólogo de la próstata masculina, no debiera sorprendernos (aunque ello no se haya demostrado todavía científicamente y siga siendo de momento una hipótesis) que pueda en algunas mujeres y en determinadas circunstancias generar también un líquido... lo cual nos lleva al segundo redescubrimiento que Perry y Whipple expusieron a la consideración de los investigadores sexuales y que no es otro que el de la eyaculación femenina.

3

La eyaculación femenina

En mayo de 1981, la revista *Newsweek* publicó un artículo titulado «Just How the Sexes Differ» (En qué se diferencian los sexos). Uno de los hechos incluidos bajo el encabezamiento de «diferencias inequívocas», junto con la secreción láctea en las mujeres, era la eyaculación en los hombres. El *Newsweek* se equivocó en ambas cosas. Ya hemos mencionado en el precedente capítulo que, en circunstancias especiales, los hombres pueden amamantar. También sabemos que muchas mujeres informan de que eyaculan. En realidad, el conocimiento de la eyaculación femenina es muy antiguo.

Tal como hemos mencionado anteriormente, Aristóteles fue probablemente el primero en escribir acerca de la eyaculación femenina y se dice que Galeno tuvo conocimiento de la misma en el siglo II de nuestra era. De Graaf, en su *Nuevo tratado concerniente a los órganos reproductores de las mujeres*, describió con cierto detalle la próstata femenina, observando que «... durante el acto sexual produce una secreción que lubrica tan copiosamente el tracto que incluso fluye por fuera de las partes pudendas. Ésta es la sustancia que puede haber sido tomada por un auténtico semen femenino».[1] De Graaf describió también este líquido, diciendo que «fluía rápidamente» con «ímpetu» y «a chorro».

Aunque la eyaculación femenina es un hallazgo más espectacular y polémico que el del punto G, se trata de un fenómeno que, al parecer, se produce en un número más reducido de mujeres, por lo menos, en nuestra cultura. Todas las mujeres examinadas por Perry y Whipple y sus colegas tenían un punto G, pese a que antes del examen muchas de ellas ignoraban su existencia. Hace varios años, cuando empezamos a preguntar a alumnos de centros de educación mixta si conocían por experiencia la eyaculación femenina, sólo un diez por ciento levantó la mano. El porcentaje ha ido aumentando con regularidad y, últimamente, ya se aproximaba al cuarenta por ciento. ¿Cómo se puede explicar este cambio? El hecho de reconocer la existencia de la eyaculación femenina puede ayudar a las mujeres a identificar y describir sus propias experiencias con más exactitud. El hecho de saber que algunas mujeres han eyaculado puede ayudar a otras mujeres y a sus compañeros a reconocer con más tranquilidad que ellos también han vivido esta experiencia. O es posible que, en la actualidad, haya más mujeres que permiten que ello suceda por primera vez. Por otra parte, cabe la posibilidad de que otras mujeres sean altamente impresionables o se limiten a dar la nueva respuesta socialmente aceptable; de todos modos, el porcentaje de mujeres que declaran eyacular es más elevado cuando éstas responden anónimamente.

Aunque la eyaculación pueda no ocurrir en la mayoría de las mujeres, la cuestión es muy importante. Consideremos, por ejemplo, el problema de esta pareja:

Cuando Lisa abrió los ojos, aún no había amanecido. John, su marido desde hacía dos años, se en-

contraba tendido a su lado, con el brazo apoyado suavemente sobre su muslo desnudo. ¿Habría sido aquel contacto el que había desencadenado su sueño erótico? Menos mal, pensó, que he conseguido despertarme antes de alcanzar el orgasmo. Para tranquilizarse, deslizó la mano por debajo de su piel desnuda para tocar las sábanas. Al comprobar que estaban secas, suspiró y volvió la cabeza para mirar a John. Pocos hombres la habían atraído tan profundamente. Jamás había conocido a nadie que fuera tan cariñoso y amable o que experimentara hacia ella unos sentimientos emocionales o sexuales tan profundos. Y ahí estaba su problema. A diferencia de las mujeres anorgásmicas que conocía, Lisa no tenía ninguna dificultad en alcanzar el orgasmo. Al contrario, por las experiencias que había tenido antes de su matrimonio, sabía que era multiorgásmica y capaz de poderosas respuestas que la llenaban de increíble felicidad. Pero eso pertenecía al pasado. No podía permitirse el lujo de abandonarse de este modo con John porque, cuando lo hacía, sucedía algo terriblemente molesto. Cada vez que tenía una experiencia extática, se orinaba. Era como si ambas experiencias estuvieran inextricablemente unidas. Se sentía profundamente avergonzada. Con semejante problema sexual, ¿quién iba a quererla?

Lisa conoció a John tras haber vivido toda una serie de relaciones insatisfactorias. La atracción entre ambos había sido fuerte e inmediata, pero Lisa decidió no entregarse a ninguna relación íntima. Le apreciaba demasiado como para correr el riesgo de perderle. En lugar de decirle que era virgen, le explicó su desconfianza de otra manera. Señaló que, si se entregaban con demasiada rapidez a las relaciones sexuales, tal vez echaran a perder la posibilidad de aquella auténtica amistad que es la premisa de un amor duradero. John estaba harto de sus costumbres de soltero, harto de pasar de una cama a otra, harto de los encuentros sexuales que terminaban con tanta rapidez como habían empezado. Lisa ejercía en él una atracción que era algo más que física, por lo que decidió tener paciencia y esperar a que ella se sintiera a gusto en su compañía. Por aquel entonces, no le interesaba el matrimonio y había momentos en que se preguntaba si Lisa no estaría utilizando aquel pretexto para obligarle a pasar por el tubo.

Aun así, John amaba a Lisa y, al final, se alegró de casarse con ella. El matrimonio le dio a Lisa una gran seguridad. Ahora podría entregarse a una plena vida sexual sin temor a que John la abandonara a causa de su extraña aberración sexual. Pero, al llegar la noche de bodas, Lisa consideró más oportuno reprimirse. Amaba demasiado a John como para correr el riesgo de que la censurara. Consiguió no rendirse por entero al maravilloso amor de John. A partir de aquel día, empezó a simular el orgasmo. Era la única mentira que le decía, el único secreto que se interponía entre ellos.

Lisa se movió para adoptar una posición más cómoda. Volviéndose de espaldas a su marido, acercó instintivamente la mano al clítoris. Su vagina estaba húmeda y ella empezó a satisfacerse y hubiera deseado suspirar en voz alta a medida que aumentaba su excitación, pero, en su lugar, hundió el rostro en la almohada, temiendo despertar a su marido.

¿Cuántas veces lo había hecho?, se preguntó. ¿Cuántas veces se había apartado de John, tendido a su lado, y se había masturbado hasta alcanzar el orgasmo? Tenía el convencimiento de que era algo que no tenía que hacer, ahora que estaba felizmente casada. La Iglesia se lo había dicho y también recordaba haber leído, en el transcurso de unas clases de la universidad, lo que Freud había dicho acerca de las mujeres que buscaban el placer en su clítoris.

Sabía que podía responder durante el acto sexual, pero que ello daría lugar a la aparición de aquel síntoma que tanto la avergonzaba. Y nunca había leído nada a este respecto, ni en la universidad ni después. La desconcertaba también el hecho de que el orgasmo clitorídeo se considerara infantil, siendo así que ella sabía que podía alcanzar satisfacción tanto a través del acto sexual como de la masturbación.

Sumergida en el placer, volvió la cabeza para cerciorarse de que John estuviera bien dormido y descubrió que sus ojos estaban completamente abiertos. Rodeándola con sus brazos, él la atrajo hacia sí.

—¿Sabes cuánto rato hace que estoy tendido aquí, esperándote? —le dijo con una expresión anhelante en el rostro.

—Por favor, John —contestó ella—, ahora no.

Él se incorporó de golpe y frunció el ceño, presa de la confusión.

—La verdad es que no te entiendo. No querrás que me crea que no estás excitada. De ninguna manera me podrías convencer —se incorporó y empezó a vestirse—. Mira, Lisa, no debiéramos seguir así sin hablarlo por lo menos. Te quiero mucho. No podría haber encontrado una esposa mejor en ningún sitio. Eres una mujer hermosa. Eres muy buena conmigo y, sin embargo, temes disfrutar de la sexualidad conmigo.

—Pero si yo experimento siempre el orgasmo contigo. Tú lo sabes.

—Eso es lo que me has estado diciendo desde hace dos años. Pero yo sé que no es cierto. ¿Crees de veras que puedes seguir engañándome de este modo indefinidamente? ¿No sabes que yo puedo adivinar lo que ocurre?

—Si lo sabías durante todo este tiempo, ¿por qué nunca dijiste nada?

—¿Entonces lo reconoces, reconoces que has estado fingiendo?

Lisa apartó la mirada, negándose a decir más. Tal vez John le sugiriera una visita al ginecólogo. Ya lo había hecho. Antes de conocer a John, había acudido al ginecólogo y éste la había enviado a un psiquiatra que, en el transcurso de las veinte sesiones a las que ella asistió, empezó a analizar los antecedentes de su infancia. ¿Había sufrido de incontinencia urinaria? ¿De qué manera la habían enseñado a ir al lavabo? Las indagaciones no condujeron a ninguna parte y dejaron a Lisa convencida de que era un bicho raro.

Lisa y John no son un caso singular. Hemos recibido cartas de muchos hombres y mujeres (muchas de las cuales eyaculan en el «retrete»), cuyas relaciones se han visto perturbadas a causa de la eyaculación femenina. Una mujer de treinta y cuatro años escribió:

No podía mantener relaciones sexuales con mi marido sin mojar la cama, por lo menos un poco. Mi marido no me prestaba mucha ayuda e insistía en que fuera al cuarto de baño antes de acostarme. Tras un divorcio y un cambio de pareja, me sentí humillada cuando mi nuevo hombre me acusó tambión de orinarme encima suyo.

El autor de un libro acerca de la sexualidad nos dijo:

Recuerdo la historia de una amiga mía cuyo compañero estaba tan molesto con ella porque se «orinaba» durante el orgasmo que la abandonó. La pobre chica se pasó mucho tiempo recuperándose de esta herida. Creía que le ocurría algo malo y el médico le dijo que era un problema fisiológico y que muchas *mujeres perdían el control de la vejiga durante el orgasmo, motivo por el cual se pasó varios años evitando los contactos sexuales y gastó muchos dólares y perdió mucho tiempo en los consultorios psicológicos.*

Afortunadamente, no todo el mundo resulta tan adversamente afectado. Recibimos muchas cartas de personas que nos contaban que sus relaciones habían mejorado gracias a la eyaculación femenina. Una mujer escribió:

Llevo experimentando la eyaculación femenina desde mi primer encuentro sexual a los quince años. Puesto que la sexualidad no era objeto de comentarios por aquel entonces, yo imaginé que todas las mujeres experimentaban lo que yo. Alcanzaba el orgasmo simplemente por medio de las caricias de mi compañero, el cual utilizaba el dedo medio para penetrarme profundamente. (Tenía unos dedos muy largos... lo sé porque los cuatro amantes que he tenido después no han sido tan estimulantes). Dejaba las bragas completamente empapadas cuando lo hacíamos en su automóvil y —no se rían—, antes de regresar a casa, solía acudir a secarlas a la lavandería automática.

Hasta hace poco no supe que lo que yo experimentaba era bastante insólito. Las conversaciones sobre temas sexuales son más abiertas y, en el transcurso del último año, he comentado lo que yo experimentaba con mis hermanas y amigas e incluso con mi madre. Ninguna de ellas sabía de qué estaba hablando.

Al final, le pregunté al tocoginecólogo dónde se almacenaba todo este líquido. Él me dijo: «¿Qué líquido?». Al contarle lo que me ocurría, me dijo que era orina y yo hubiera querido pegarle un tortazo por ser tan terco. Dijo que la pared vaginal segrega

cierta cantidad de líquidos, pero que éstos no eran
en modo alguno como lo que yo describía.

No quedó convencida por la explicación y llegó
a la conclusión de que estaba especialmente «dota-
da» desde el punto de vista sexual.

He aquí lo que dijo otra de las mujeres más afortunadas:

Tuve mis primeros encuentros sexuales cuando
me casé y mi marido fue mi primer y único compa-
ñero. Desde el principio, experimenté esta sensación
de empuje hacia abajo y hacia afuera, acompañada
casi siempre de la secreción de una especie de líqui-
do. Pero sólo recientemente (tras el nacimiento de
mi segundo hijo) he empezado a notar este punto.
Cada vez que me excito sexualmente, el punto empie-
za a hincharse hasta el extremo de sobresalir, rozan-
do el miembro de mi marido. La cantidad de líquido
que segrego equivale a la de la eyaculación de mi
marido o algo más. Ha habido veces en que mi mari-
do recuerda que ha salido a chorro y le ha mojado
el abdomen.

Mi vida sexual es muy completa y satisfactoria.

En el caso de las mujeres, como en el de los hombres, la eyaculación entraña la emisión de líquido
a chorro a través de la uretra en el momento del
orgasmo. El fenómeno parece ocurrir con más frecuencia en las mujeres cuando se estimula el punto G.

Una mujer de Texas, casada desde hacía veintiocho años, señaló: «Me ocurre desde el año 1974. Este
líquido no lo expulso durante los juegos preliminares o los orgasmos clitorideos sino tan sólo cuando
me aplican un masaje sobre este punto, ya sea con
el miembro o bien con un dedo. Tengo cuarenta y

ocho años. Creo que la vida empezó a los cuarenta.»
Un hombre escribió:

Cuando practico la sexualidad oral con mi esposa, introduzco un dedo en su vagina y empujo hacia arriba. Noto que se va hinchando hasta que empieza a emitir un líquido. Yo lo llamo el líquido del amor. A veces la cantidad equivale a unas dos cucharadas soperas. Ella experimenta el orgasmo mientras el líquido fluye.

Otra mujer escribió que había tenido una satisfactoria vida sexual con su marido, pero que, al principio, no alcanzaba el orgasmo.

Nos casamos en 1969 cuando todavía era demasiado temprano para que las mujeres gozaran de la sexualidad. Estaba tan contenta de tener un marido que me amara que me daba igual experimentar o no el orgasmo. ¡Pero un día ocurrió una cosa! Mi marido me estaba estimulando oralmente y me había introducido uno o dos dedos en la vagina. Allí dentro estaba pasando algo y la sensación era extraordinaria. De repente, empezó a salir un líquido. Creía que me había orinado sin querer debido al estímulo. A partir de aquel día, me siguió sucediendo. Durante doce años, mi vida ha sido muy feliz, tanto desde el punto de vista sexual como desde todos los demás. Estoy segura de que ello se debe en parte a este descubrimiento. Las relaciones amorosas son muy divertidas, pero ciertamente complicadas. No nos importa.

Algunas mujeres señalan que también eyaculan a través del simple estímulo clitorídeo:

Yo utilizo un vibrador con regularidad. Durante un orgasmo clitorídeo, observé que se producía una

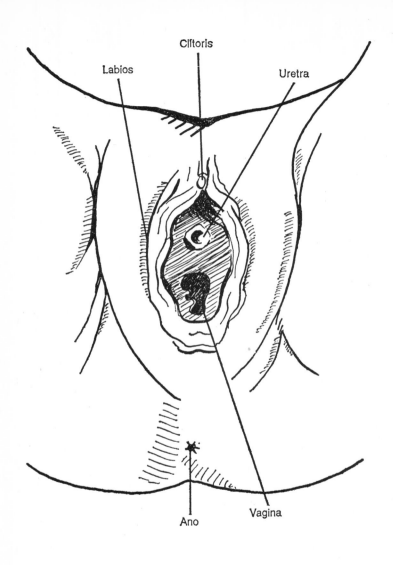

Órganos genitales femeninos externos

repentina emisión de líquido. Creí que era orina, pero, examinándolo con más detenimiento, observé que el líquido era parecido, por no decir que igual, al líquido eyaculado durante un orgasmo vaginal.

La cantidad de líquido segregado parece variar de mujer a mujer y, en casos individuales, puede variar también según las ocasiones. Un hombre de cincuenta y seis años nos informó de que «... según mi experiencia, la cantidad es variable. Yo diría que la cantidad más habitual oscila entre media y una taza si el hombre sigue insistiendo en el estímulo, y estos orgasmos son siempre los mejores para una mujer». Una experta en informática de veintitrés años escribió:

Fui claramente consciente de la sensación de empuje hacia adelante de mi útero y la intensidad de los orgasmos que experimenté hizo asomar las lágrimas a mis ojos. Pero no me di cuenta de la tremenda cantidad de líquido emitida hasta que me levanté de la cama, que estaba empapada.

—¿Yo he hecho eso? —pregunté.

—Sí —contestó él.

—¿Todo?

—Bueno, yo no me he quitado siquiera los calzoncillos.

—Vaya —exclamé.

Desde entonces, el punto de Gräfenberg se ha convertido en mi «botón del amor» y ahora disfruto doblemente de la sexualidad tras haber descubierto que puedo «experimentar el orgasmo igual que un hombre».

Una mujer de sesenta años, abuela por partida triple, nos dijo: «Desde el primer año de nuestro matrimonio, he expulsado grandes cantidades de líquido. A veces no son más que unas gotas, pero otras puede ser algo así como un cuarto de litro.»

Al considerar lo que dicen estos testimonios, hay que tener en cuenta que puede haber una tendencia a exagerar la cantidad de líquido, de la misma manera que las cantidades totales de sangre menstrual (aproximadamente cuatro cucharadas soperas) o de semen (aproximadamente una cucharadita de té) se perciben a veces como superiores a lo que son. El hombre que habla de media taza o una taza probablemente exagera, aunque su observación acerca de la variación en la cantidad pueda ser correcta. En los casos de eyaculación femenina observados por Perry, Whipple y sus colegas, por regla general sólo se comprobó la existencia de unas cuantas gotas o un cuarto de cucharadita de té.

¿Qué es este líquido que algunas mujeres expulsan en el momento del orgasmo? No tiene el color de la orina, no huele y no sabe a orina y no mancha como la orina. El líquido ha sido diversamente descrito como incoloro, claro o lechoso, pero ninguna mujer, por mucho que haya temido la posibilidad de estarse orinando, ha observado jamás que el color de este líquido fuera amarillo. A una mujer de treinta y tantos años le dijo el médico que sus experiencias eran el resultado de una incontinencia urinaria. Ella no le creyó y se inventó un ingenioso sistema para averiguar si ello era cierto. Tras ingerir unas tabletas de un diurético que teñía la orina de azul, examinó las «manchas de humedad» de su sábana, después de varias emisiones orgásmicas. En algunas muestras, no se observaba el menor color y en otras sólo apareció un leve tono azulado. Entonces orinó un poco deliberadamente en la sábana. Esta vez el color fue de un azul inequívocamente más intenso. Esta astuta mujer llegó por tanto a la conclusión de que sus emisiones orgásmicas de líquido no procedían de la vejiga.[2] Una mujer de veintidós años, madre de dos hermanos gemelos, señaló que su líquido se secaba, convirtiéndose en un polvo blanquecino que no dejaba ninguna mancha.

Mujeres y hombres afirman repetidamente que el líquido eyaculado no tiene olor y tanto menos el olor de la orina. Una mujer señaló: «Aunque mi médico me dijo que era orina, yo lo he saboreado y lo he olido y sé que no lo es». Otros dicen que tiene un sabor y que incluso el sabor varía según las circunstancias.

Un hombre de Oregón, padre de dos hijos y casado desde hace veinte años, escribió: «Siempre supe que el líquido no era orina. A veces, tiene un sabor amargo, pero, por regla general, es dulce. Tal vez ello se deba a la dieta o al metabolismo de la mujer». Se ha dicho que el líquido de la eyaculación de un hombre cambia de sabor según lo que el hombre haya comido. Es probable que ello sea cierto también en el caso del líquido emitido por las mujeres.

Una mujer casada desde hace diecinueve años, con unos hijos de diez y doce años y que se autocalifica de devota cristiana, señaló que «... el sabor varía cuatro veces a lo largo del mes. Penetrante, ácido, agrio y muy dulce. El sabor dulce dura unos tres días y se produce inmediatamente antes de iniciarse el período. Es absolutamente delicioso. Este sabor dulce es mejor que la miel, pero menos empalagoso».

El líquido no sólo varía en cuanto al sabor y el aspecto sino también en cuanto a la cantidad. Algunas mujeres informan de que eyaculan cada vez que hacen el amor, otras sólo ocasionalmente, si bien algunas han observado unas variaciones cíclicas, posiblemente relacionadas con las fases del ciclo menstrual: «Yo he experimentado esta eyaculación en casi todos los actos sexuales de mis trece años de matrimonio, a menudo varias veces en el transcurso de un solo episodio amoroso». «Coincidiendo con el orgasmo, yo experimento la eyaculación casi todas las veces», señaló una mujer de cincuenta y ocho años. «Yo eyaculo aproximadamente el cincuenta por ciento de las veces», escribió una enfermera diplomada de veintisiete años.

Una educadora en métodos de preparación del parto de veintiséis años de edad que se describe como «obesa, felizmente casada y madre de dos hijos», dice que «ocurre una de cada seis veces que hacemos el amor. El líquido es inodoro e incoloro e, inmediatamente después de producirse la emisión, experimento un tremendo alivio».

¿Qué piensan los demás hombres y mujeres acerca de la eyaculación femenina? Las actitudes varían de la repugnancia al éxtasis, del desconcierto a la aceptación. Nos sorprendió el elevado número de personas de sesenta y tantos, setenta y tantos y ochenta y tantos años de edad que nos informaron de sus experiencias relativas a la eyaculación femenina. Un caso típico es el de esta mujer que se describe como «de sesenta y ocho años y casada desde hace nueve con un hombre que tiene seis años más que yo, tras dieciséis años de continencia sexual. Gracias —añade— por contestar a muchas de las preguntas tácitas que tenía en la mente y por disipar muchas de mis dudas en el sentido de que no era una mujer "normal"»

Y he aquí lo que nos dice una mujer de sesenta y dos años, casada desde hace treinta y ocho:

A lo largo de los años, he experimentado con mucha frecuencia la eyaculación. Ha sido prácticamente como un géiser de líquido lo suficientemente abundante como para mojar la cama, distinto de la lubricación y con un olor característico. Por regla general, ello se produce cuando estoy encima. Lejos de resultarnos molesto, mi marido y yo siempre hemos relacionado este fenómeno con un placer más intenso. A menudo el fenómeno se ha acompañado de orgasmos múltiples por ambas partes. Yo siempre había supuesto ingenuamente que otras mujeres tenían esta misma experiencia.

Una mujer de treinta y siete años, con un marido de cuarenta y tres, ambos «con título de estudios secundarios y un historial académico y deportivo por encima de la media», escribió: «Nunca he revelado mi "secreto" simplemente porque todos los artículos que leía insistían en que semejante fenómeno era imposible. Yo me he sentido durante muchos años un bicho raro o una ninfómana y estoy segura de que mi marido piensa lo mismo».

Una enfermera diplomada de veintiséis años que está estudiando con vistas a la obtención de un título superior, escribió:

La primera vez que eyaculé no podía creerlo. Jamás había tenido ningún problema de incontinencia urinaria debida a la tensión y siempre utilizaba el retrete antes de entregarme a una experiencia sexual. En cualquier caso, no pareció que ello molestara a mi compañero y a mí no me molestó. El placer superó cualquier sensación negativa.

Una mujer de veintiocho años informa de que la eyaculación «... puede tener sus inconvenientes. Cuando adopto la posición sentada (que es la mejor), este líquido cálido moja los órganos genitales de mi marido y a él le resulta muy difícil contenerse».

En el otro extremo, una divorciada de veintiún años escribió que su marido había llegado a convencerse de que ella se orinaba deliberadamente encima suyo cada vez que hacían el amor, lo cual le enfurecía tanto que, al final, un día «se orinó deliberadamente encima mío, se fue y pidió el divorcio».

¿Cómo es posible que un fenómeno tan ampliamente experimentado como es el de la eyaculación femenina no haya sido reconocido por la profesión médica y haya sido rechazado como una fantasía pornográfica victoriana o bien como una incontinencia urinaria debida a la tensión? Muchas mujeres afirman que recabaron la ayuda del médico para comprender lo que les ocurría.

Desde Alabama nos escribió una mujer que se había quedado recientemente viuda, diciendo:

Soy casualmente una de estas mujeres, y llevo años, pidiéndoles a los médicos, incluso a las mujeres médico, alguna explicación de lo que ocurre en mi cuerpo. Algunos me han dicho que era una debilidad de la vejiga. Otros se han limitado a decirme que algunas mujeres tienen más lubrificación que otras.

Una mujer de cuarenta y dos años comentó:

Tras haber sufrido una histerectomía, empecé a registrar una pérdida de líquidos. Me sentí muy turbada y molesta. Afortunadamente, tengo un marido comprensivo. Cuando acudí al médico para una visita de control, le conté lo que había ocurrido. Él me dijo que, en caso de que volviera a suceder, tendría que acudir al cirujano.

Y una mujer de sesenta años que no siguió el consejo que le dieron, expresó su alivio en los siguientes términos: «Al cabo de veinte años de visitar a incontables médicos y de gastar mucho dinero (diez médicos me dijeron que me tendría que someter a una operación quirúrgica por esta causa), he podido saber finalmente lo que era mi "problema" y tener la certeza de que no me estaba volviendo loca».

No todos los médicos de que hemos tenido noticias se han mostrado indiferentes o alarmistas. Algunos han sido comprensivos, pero no han facilitado mucha información. Una mujer de treinta y ocho años, casada y con tres hijos, comentó: «Le pregunté a mi médico qué era y él me contestó que los médicos no entienden y ni siquiera saben de dónde procede este líquido... ¡pero no se preocupe y disfrútelo! Yo lo *disfruto*, pero quisiera también comprenderlo».

Algunos médicos han sido comprensivos y han facilitado información. Desde el año 1958, el urólogo doctor Bernard Hymel se ha venido negando a intervenir quirúrgicamente a mujeres que le habían sido enviadas para corregirles una incontinencia urinaria debida a la tensión, pero que, según su juicio profesional, registraban emisiones orgásmicas de líquido. Había leído los trabajos originales de Gräfenberg y tenía conocimiento de la existencia del punto G así como de la eyaculación femenina. Tres veces expuso oficialmente sus puntos de vista a sus colegas y casi todos ellos le tomaron por loco. Él sabía que tenía razón, pero se sentía aislado hasta que conoció a Whipple y pudo confirmar su valerosa opinión.

Un repaso a la literatura histórica acerca de la eyaculación femenina puede arrojar un poco de luz sobre lo que se sabía y sobre la razón por la cual ello ha sido ignorado o mantenido oculto tanto por parte de los profanos en la materia como de los profesionales. Los mismos personajes históricos que describieron el punto G, se refirieron también a la eyaculación femenina y fueron casi totalmente ignorados en ambos casos. Ya hemos mencionado a Aristóteles, Galeno y De Graaf al comienzo de este capítulo. Sin embargo, éstos no fueron en modo alguno los únicos que escribieron acerca de ello. Un notable tratamiento no científico de este tema puede encontrarse en *La perla*, una colección de novelas cortas, poemas, cartas y baladas, cuajadas de alusiones a la eyaculación femenina, pero que fueron rechazadas por considerárselas un producto de las fantasías pornográficas masculinas. En 1926, el doctor Theodore H. van de Velde publicó un manual matrimonial de carácter popular en el que se mencionaba que algunas mujeres expelían un líquido durante el orgasmo.[3] Los antropólogos han señalado que la eyaculación femenina desempeña un importante papel en los ritos de iniciación a la pubertad de ciertas tribus africanas. Los batoro de Uganda tienen una costumbre llamada *kachapati* que significa «rociar la pared». Antes de que una joven batoro pueda ser considerada núbil, las ancianas de la aldea le enseñan a eyacular.[4]

En 1950, Gräfenberg ofreció una descripción bastante detallada de la eyaculación femenina en relación con el placer. Comentando la «ocasional producción de líquido en el momento del orgasmo», escribió:

> Esta espasmódica expulsión de líquido ocurre siempre en el momento culminante del orgasmo y coincidiendo con él. Si se tiene ocasión de observar el orgasmo de estas mujeres, se puede ver que unas grandes cantidades de un líquido claro y transparente se expulsan a chorros no a través de la vulva sino de la uretra ... Las profusas secreciones que acompañan el orgasmo no tienen ninguna finalidad lubrificadora ya que, en tal caso, se producirían al comienzo del acto sexual y no ya en el momento culminante del orgasmo.[5]

Aunque Gräfenberg señaló que había examinado este líquido, no especificó los procedimientos que había utilizado.

> Al principio, pensé que el esfínter de la vejiga se había relajado a causa de la intensidad del or-

gasmo. En la literatura sexual, se alude a veces a la emisión involuntaria de orina. En los casos observados por nosotros, el líquido fue examinado y se comprobó que no tenía carácter urinario. Me inclino a pensar que la «orina» que presuntamente se emite durante el orgasmo femenino no es orina sino tan sólo una secreción de las glándulas uretrales relacionadas con la zona erotógena situada a lo largo de la uretra en la pared vaginal anterior.[6]

Puesto que el líquido se expulsa por la uretra, que es la abertura a través de la cual orinan tanto los hombres como las mujeres, es importante demostrar científicamente que el líquido eyaculado por las mujeres es efectivamente distinto de la orina. Ya se ha establecido con toda certeza que los líquidos que se expulsan a través de la uretra masculina en conexión con el orgasmo son distintos de la orina, pero nadie, con la excepción de Gräfenberg, había examinado los líquidos de las mujeres hasta el año 1980.

Aquel año, un equipo de investigación integrado por Edwin Belzer, hijo, Whipple y Perry analizó muestras de orina y de líquido eyaculado por unas voluntarias a las que se habían dado instrucciones en el sentido de que se abstuvieran del contacto con el líquido seminal masculino durante por lo menos cuarenta y ocho horas antes de la recogida de las muestras de orina y líquido de eyaculación. Los líquidos fueron recogidos en la intimidad de los hogares de las mujeres. Las muestras fueron inmediatamente congeladas y enviadas a Belzer en la Universidad Dalhousie de Halifax, Nueva Escocia. Los resultados del análisis de los líquidos recogidos en una voluntaria se reprodujeron en el número de febrero de 1980 del *Journal of Sex Research*.[7]

Los líquidos de los otros sujetos también se analizaron y los resultados fueron similares a los que se habían publicado en el artículo. Los análisis químicos permitieron establecer una diferencia entre los líquidos eyaculados y la orina mediante cuatro pruebas químicas. Dos sustancias —la fosfatasa ácida prostática (enzima que antiguamente se creía que era segregada primordialmente por la glándula prostática masculina) y la glucosa (azúcar)— registraron un índice considerablemente más elevado en las muestras de líquido eyaculado que en las de orina. La urea y la creatinina (productos terminales del metabolismo proteínico que normalmente se encuentran en la orina) eran mucho más escasas en las muestras de líquido eyaculado que en las de orina.

El doctor Frank Addiego y Whipple enviaron también muestras no identificadas de líquidos eyaculados por varones sometidos a vasectomía, de líquidos eyaculados por mujeres y de orina a laboratorios locales con el fin de que se llevaran a cabo análisis químicos. Una vez más, los niveles de fosfatasa ácida prostática fueron más elevados en las muestras de líquidos eyaculados por mujeres que en las de orina, si bien nunca tan elevados como en los masculinos.

Con anterioridad a los análisis realizados por Belzer, Sevely y Bennett habían llevado a cabo una excelente investigación sobre la literatura relacionada con este fenómeno, publicando sus conclusiones en un artículo titulado «Sobre la eyaculación femenina y la próstata femenina» en el número de febrero de 1978 del *Journal of Sex Research.* Llegaron a la conclusión de que las mujeres pueden eyacular y de que el líquido emitido por las mujeres a través de la uretra tiene componentes del líquido prostático. Aunque no llevaron a cabo análisis químicos, el exhaustivo estudio de textos médicos y populares que habían llevado a cabo les indujo a suponer que los líquidos sexuales femeninos (como los líquidos masculinos) pueden contribuir a intensificar el placer erótico.[8]

Inicialmente, el primitivo sistema genital es el mismo en todos los embriones humanos. Hacia la sexta semana de la concepción, se inicia la diferenciación con las gónadas, después con los órganos genitales internos y, finalmente, con los externos. Los ovarios y los testículos tienen su origen común en una estructura que puede decantarse tanto en la dirección masculina como en la femenina. Los especialistas en embriología y los anatomistas utilizan los términos de «rudimentario» o «atrofiado» para describir los muchos homólogos en los varones y mujeres adultos que no tienen ninguna función aparente y que, según se cree, no son más que los vestigios embriológicos de los correspondientes órganos o glándulas del sexo contrario. Cada glándula y órgano del varón tiene su duplicado en la mujer y viceversa.[9]

A pesar de todas las descripciones de la eyaculación femenina tanto en la literatura médica como en la popular a lo largo de la historia, los sexólogos contemporáneos rechazaron este fenómeno hasta la publicación del artículo de Sevely y Bennett.

En 1966, Masters y Johnson escribieron que la eyaculación femenina era un «concepto erróneo, pero muy extendido».[10] Kinsey, que había escrito acerca de este mismo tema algunos años antes, había dedicado al mismo un poco más de atención:

> Puesto que la glándula prostática y las vesículas seminales no son más que unas estructuras atrofiadas en la mujer, ésta no llega a eyacular. Las contracciones musculares de la vagina en ocasión del orgasmo pueden exprimir algunas secreciones genitales y, en algunos casos, proyectarlas con cierta fuerza. Ello se califica a menudo, sobre todo en la literatura deliberadamente erótica, de eyaculación femenina; no obstante, el término no puede utilizarse estrictamente en este sentido.[11]

En la obra *The Female Eunuch* (El eunuco femenino), publicada en 1970, Germaine Greer afirmó que «circulan todavía toda clase de ideas falsas a propósito de las mujeres, a pesar de haber sido éstas refutadas hace años; muchos hombres se han negado a rechazar la idea de la eyaculación femenina, la cual, a pesar de su larga y prestigiosa historia, es pura fantasía».[12]

Sevely y Bennett sugieren la posibilidad de que la razón de esta falta de aceptación de la eyaculación femenina sea un problema semántico. Antiguamente, la palabra «semen» se utilizaba para describir la «semilla» o «líquido eyaculado» por cualquiera de los dos sexos. Recordemos que De Graaf se refiere a la creencia de sus predecesores en el sentido de que dicho líquido contenía «semen femenino»; sin embargo, al comprobar bajo microscopio que sólo el líquido eyaculado por el varón contenía esperma, «la palabra previamente utilizada para describir los líquidos de ambos sexos se asignó en la literatura científica exclusivamente a los varones. Puesto que el líquido de la eyaculación femenina no contenía "semilla", estos líquidos se quedaron sin un vocablo que los describiera».[13]

Los isleños de la isla Trobriand en el Pacífico Sur, aparte el hecho de conocer la existencia del punto G y la importancia de los movimientos de la pelvis, conocían también la eyaculación femenina. Utilizaban la misma palabra, *momona*, para describir los líquidos de ambos sexos. (*Ipipisi momona* significa literalmente «líquido que sale a chorro».) Los isleños de la isla de Trobriand creen que esta emisión de líquido sirve para lubrificar e intensifica el placer. Los antropólogos occidentales, pensando sin duda que la eyaculación femenina era un mito, han sugerido la posibilidad de que las mujeres de diversos grupos tribales de la Melanesia orinaran durante el orgasmo. Pero parece altamente improbable que los isleños de Trobriand confundieran la eyaculación con la orina y después afirmaran que su propósito era la lubricación y el placer.[14] Fisiológicamente es casi imposible que un hombre orine en el momento del orgasmo y, a menos que una mujer tenga una vejiga defectuosa o que padezca debilidad muscular, puede ser análogamente difícil que orine. Sugerir que los orgasmos de los isleños de Trobriand vayan acompañados habitualmente de una emisión de orina por parte de las mujeres no sólo contradice las explicaciones de los propios isleños sino que es también fisiológicamente improbable.

Perry y Whipple llevaron un poco más lejos las teorías de Sevely y Bennett. «Sin una denominación, la eyaculación femenina desapareció rápidamente de los textos científicos. Y, privada de su función reproductora, la eyaculación femenina sólo puede servir para una cosa: aumentar el placer. Sin embargo, la idea de que las mujeres puedan gozar de la sexualidad por sí mismas relativamente nueva, razón por la cual no tenía demasiado interés describir un líquido carente de propósito reproductor».[15]

A veces, no se puede establecer con claridad si una mujer eyacula o bien padece de incontinencia urinaria debida a la tensión. Esto último puede ocurrir como consecuencia de un estornudo, un acceso de tos o de risa, el movimiento del cuerpo al saltar o bien durante el orgasmo. Es posible que ambas cosas ocurran al mismo tiempo, si bien la incontinencia urinaria es más probable que se produzca en mujeres con músculos pubococcígeos débiles mientras que la eyaculación femenina se produce sobre todo en mujeres con una musculatura pubococcígea muy fuerte.

Aunque se diagnostique una incontinencia urinaria debida a la tensión, es extremadamente importante efectuar un exhaustivo estudio de los músculos de la pelvis antes de llevar a cabo una intervención quirúrgica. La incontinencia debida a la tensión puede corregirse a menudo exclusivamente a través de un adiestramiento muscular. (Ello se analiza con detalle en el capítulo 4 en el que se describe la importancia del tono muscular en la respuesta sexual).

Existe aparentemente cierto riesgo de que la reacción eyaculatoria disminuya o quede eliminada como consecuencia de una intervención quirúrgica. Y, sin embargo, algunas mujeres, como esta mujer de treinta y seis años, madre de tres hijos, a la que se practicó una histerectomía a los veintisiete años, señalan que la intervención quirúrgica facilitó la eyaculación:

Tras la operación, me parecía que tenía necesidad de orinar cada vez que hacía el amor, pero resultaba tan agradable que no quería detenerme. Y nosotros sabíamos que no era orina porque yo siempre voy al retrete antes de iniciar el acto sexual. Cada vez eyaculo de dos a cuatro veces. De hecho, pensaba en mi fuero interno que había tenido mucha suerte porque me sentía muy bien y disfrutaba de las relaciones sexuales. No estoy aconsejando que las mujeres se practiquen una histerectomía para disfrutar del sexo, pero éstas deberían saber que la matriz no es necesariamente (si es que efectivamente lo es en algún caso) el único medio de satisfacción sexual.

Whipple y Perry han aventurado la hipótesis de que las mujeres que eyaculan puedan ser menos propensas a las cistitis (infecciones de la vejiga). Esta teoría queda respaldada, indirectamente por lo menos, por los comentarios de una mujer que, al parecer, reprimía la eyaculación: «A menudo sufro infecciones de la vejiga y graves calambres estomacales después del acto sexual. Me estaba preguntan-do si no se deberá a mis esfuerzos por retener esta secreción líquida durante el acto sexual porque yo no sabía lo que era».

Otra mujer lo expresó de la siguiente manera:

Me siento un poco desconcertada por esta sen-sación de necesidad de orinar que después se trans-forma en placer. El desconcierto procede de la rela-ción entre la molestia de «necesitar orinar» y la aparición'de los síntomas de la cistitis. ¿Es posible que la manipulación del punto G esté relacionada con estos síntomas? ¿O quizá la tensión se debe a veces al hecho de no haber «eyaculado»?

Puede ser que sólo las mujeres que experimen-tan la necesidad de eyacular y la reprimen sean más propensas a las cistitis. Son necesarios más estudios para poder establecerlo con certeza, pero parece pro-bable que, en caso de que el líquido quede retenido, una mujer pueda ser más propensa a las infecciones. Es posible que ello se parezca a la situación que se produce en algunas mujeres que tienen los pechos llenos de leche y el niño no se encuentra a mano para succionárselos y entonces el estancamiento pue-de dar lugar también a una infección de la glándula.

Cabe la posibilidad de que algunas mujeres ex-perimenten una eyaculación retrógrada en caso de que el líquido se vierta en la vejiga en lugar de salir por la uretra en el momento del orgasmo. Perry y Whipple formularon esta hipótesis, habida cuenta del número de mujeres que se referían a la necesi-dad de orinar que experimentaban inmediatamente después de un orgasmo provocado por estímulo va-ginal. Cuando lo hacían, sin embargo, sólo emitían una pequeña cantidad de un líquido claro o blan-quecino que no parecía orina.

Una mujer que sufrió hace muchos años una le-

107

sión de la columna vertebral describió su experiencia en los siguientes términos:

Soy parapléjica debido u un tumor en la columna vertebral que me fue diagnosticado a la edad de diez años. Llevo trece años casada y tenemos dos hijas. En 1962, debido a unos problemas constantes de vejiga, el médico me practicó una ileostomía [utilización de un segmento del intestino delgado para desviar el flujo urinario de la uretra]. No me extirparon la vejiga. Al parecer, el problema se encontraba en estado latente. Pero resulta que no. Ahora mi médico dice que tienen que extirparme la vejiga. Tengo miedo porque, si no saben de dónde procede el líquido, ¿cómo pueden tener la certeza de que ello resolverá el problema? Si las mujeres eyaculan algo similar al líquido seminal a través de la uretra, ¿es posible que yo esté eyaculando un líquido y que éste retroceda y se acumule en la vejiga?

Una asesora y educadora sexual describió una experiencia que había tenido pocos días antes de dar a luz, añadiendo que sabía de otras mujeres a quienes les había ocurrido lo mismo. Poco antes de la fecha prevista, expulsó una gran cantidad de líquido y el médico llegó a la conclusión de que había roto aguas. Al examinarla, sin embargo, descubrió que las membranas estaban intactas. Este mismo fenómeno volvió a repetirse dos veces. Su marido, que era médico, tomó una muestra del líquido y lo examinó bajo el microscopio. Llegó a la conclusión de que no era orina ni líquido amniótico, aunque no sabía lo que era. Es probable que la posición o el movimiento del feto hubieran ejercido presión sobre el punto G, provocando una eyaculación.

Otra cuestión que merece estudiarse es la de la relación entre las hormonas y la eyaculación femenina. Puesto que no sabemos específicamente por qué clase de tejidos está constituido el punto G o de dónde procede exactamente el líquido de la eyaculación, resulta aventurado hacer conjeturas a propósito de las influencias hormonales. El tamaño del punto G parece ser menor en las mujeres postmenopáusicas, por lo que cabe la intervención de algún factor hormonal. Además, no se tienen noticias de casos de eyaculación femenina en niñas prepúberes. Ello no es de extrañar puesto que la mayoría de las niñas no comenta sus experiencias sexuales. No obstante, si fuera cierto que las mujeres, al igual que los hombres, no eyaculan antes de la pubertad, es posible que se registre también un efecto hormonal parecido sobre la producción de líquido.

Una mujer que tomaba un complemento de hormonas escribió lo siguiente:

Tengo sesenta años. Después de la menopausia —hace veinte años—, me recetaron estrógenos para combatir los accesos de calor. En el transcurso de estos años, me han administrado dosis más o menos elevadas o me las han suprimido del todo. Mi marido y yo hemos observado con toda claridad que existe una evidente correlación entre la dosis de estrógenos y la cantidad de líquido emitido. Cuanto más elevada es la dosis de estrógenos, tanto mayor es la cantidad de líquido. Cuando se produjo el pánico del cáncer a propósito de los estrógenos, decidí que, durante los meses invernales, sería mejor soportar los accesos de calor y prescindir de los estrógenos. Mi médico se encogió de hombros, pero se mostró de acuerdo. Seguía registrando naturalmente los accesos de calor, pero el líquido prácticamente había desaparecido. Ahora estoy siguiendo de nuevo la pauta más baja (tres semanas con estrógenos y una sin ellos) e incluso al final de la semana en que no los tomo, se observa una clara diferencia.

Una viuda de sesenta y siete años, que se califica de «bastante mayor y corriente, pero tengo un hombre mayor y corriente que no parece creerlo así, de ahí la ocasional aventura con un hombre», nos facilitó la siguiente información (pero no quiso que mencionáramos su nombre por temor a que sus doce nietos pudieran poner objeciones):

Poco después de la muerte de mi marido, empecé a tomar estrógenos porque pensaron que podrían aliviar mi agitada depresión. Pareció efectivamente que ello aliviaba mi extremado nerviosismo y la desesperada falta de energía que produce la muerte de un marido. Es posible que la terapia a base de estrógenos me provocara un aumento de la cantidad de líquido porque fui más consciente de él durante aquellos años... si bien estoy segura de que ello me ocurría antes. A los sesenta y cinco años, me descubrieron algunas células cancerosas en un frotis. Me practicaron una histerectomía completa y no se observaron células cancerosas en nada de lo que me extirparon. Sigo registrando la emisión de un pequeño chorro de líquido durante el acto sexual, si bien en menor cantidad. Por consiguiente, la extirpación de los ovarios y la matriz no influyó en este fenómeno. Mi interés por las relaciones sexuales ha disminuido bastante —casi por completo— a raíz de la operación, pero el mecanismo del «chorrito» sigue funcionando. Es algo que no se parece en nada al mecanismo general de la lubrificación. Eso no me funciona tan bien porque tuve algunos problemas de sequedad después de la histerectomía. Espero que algunos de mis ex-amantes se enteren de eso y recuerden y cambien de idea acerca de lo que ocurría entonces.

La eyaculación femenina no es exclusiva de las mujeres con orientación heterosexual. Muchas mujeres bisexuales y homosexuales han descrito sus experiencias con emisión de líquido durante el orgasmo. Es más, nuestros datos preliminares indican la posibilidad de que haya una mayor incidencia de eyaculación femenina entre la población lesbiana que entre las mujeres heterosexuales. Queda por investigar si ello es cierto y, en caso afirmativo, por qué razón. Quizá, tal como ocurre con el punto G, a veces es más fácil alcanzar esta zona sensible con un dedo que a través del contacto con el miembro viril. O tal vez ellas aceptan con más facilidad que los hombres los líquidos emitidos por otras mujeres.

Una mujer nos escribió:

En mi calidad de mujer bisexual con tendencia al lesbianismo, he tenido un episodio de eyaculación con mi compañera. Sucedió durante un estímulo manual y fue una sorpresa muy agradable para ambas.

Otra mujer explicó:

Yo experimento ambos tipos de orgasmo. No obstante, los orgasmos provocados por el «punto de Gräfenberg» son muy distintos en el sentido de que son sutiles, calmantes y dan lugar a la emisión de tremendas cantidades de líquido a través de la vagina. Este líquido no se parece a la orina ni por su aspecto ni por su olor ni por su consistencia. Noté por primera vez esta sensación a los diecisiete años y sentía mucha curiosidad por ello hasta que una lesbiana me explicó lo que era.

Perry, Whipple y sus colaboradores han examinado a algunas mujeres que afirmaban emitir líquido a través de la vagina. En estas mujeres, el punto de Gräfenberg se encontraba situado en la misma abertura de la vagina o muy cerca de la misma. Tal vez ello explique por qué dichas mujeres tenían la sensación de emitirlo a través de la vagina.

Algunas mujeres señalan que tienen «sueños húmedos» igual que los hombres y que se despiertan en medio de un charco de líquido que no huele ni mancha como la orina. Algunas recuerdan haber tenido un sueño o una sensación erótica, pero otras no recuerdan absolutamente nada. (Recordemos la historia de Lisa al comienzo de este capítulo.)

La eyaculación femenina, como la respuesta al estímulo del punto G, está íntimamente ligada a la fuerza del músculo pubococcígeo. A modo de introducción a esta materia, veamos lo que señaló una joven de diecinueve años, madre de dos hijos, que había asistido a unas clases de preparación al parto en las que se enseñaba la práctica de los ejercicios de Kegel:

Antes de aprender este ejercicio, yo tenía graves problemas en la vejiga y los riñones. Además, nunca había experimentado un orgasmo con eyaculación. Tras dar a luz, empecé a practicar este ejercicio para reforzar los músculos vaginales. ¡Mis problemas de vejiga han disminuido muchísimo y ahora experimento orgasmos con eyaculación! A mi marido le encanta y yo me siento estupendamente bien. Quizá todas las mujeres pudieran experimentarlo, practicando este ejercicio y fortaleciendo esta glándula y los músculos que la rodean.

Aunque algunas mujeres no logren eyacular, es posible que todas las mujeres puedan intensificar su placer sexual, ejercitando el músculo pubococcígeo... que es el tema que vamos a estudiar en el siguiente capítulo.

4

La importancia de unos músculos pelvianos en buen estado

Desde un punto de vista práctico, el papel del tono muscular es extremadamente importante porque, a través de la educación o la terapia, todos nosotros podemos hacer algo para mejorar nuestro tono muscular, influyendo con ello positivamente sobre nuestras respuestas sexuales. Este es en cierto modo el capítulo del hágalo-usted-mismo (con un poco de ayuda, en caso necesario). Damos por sentado que todas las mujeres tienen un punto G y todos los hombres tienen una glándula prostática. El funcionamiento de éstos depende en parte del estado de los músculos que los rodean. Casi todos los hombres eyaculan, al igual que muchas mujeres, y repetimos una vez más que el proceso de eyaculación resulta directamente afectado por el estado de los músculos que participan en el proceso.

El tono muscular de todo el cuerpo influye de muchas y diversas maneras en las funciones sexuales. Las personas cuyos cuerpos están siempre contraídos y en tensión registran una limitación en las sensaciones que pueden experimentar y en las emociones que pueden expresar. Las personas con músculos fláccidos evidencian una limitación en la forma en que pueden experimentar y expresar la vida que llevan dentro. Los músculos del estómago, de las caderas y de los muslos son especialmente importantes desde el punto de vista de la experiencia y la expresión sexuales. Si dichos músculos están demasiado tensos, puede resultar difícil mover la pelvis independientemente de las piernas y el tronco; si están fláccidos, puede ser difícil llegar incluso a mover la pelvis. El principal tema de este capítulo no es, sin embargo, la musculatura general sino un músculo especial que rodea y sostiene los órganos sexuales y guarda una estrecha relación con la salud genital y el placer sexual.

La denominación técnica de este músculo es la de músculo pubococcígeo. La musculatura pubococcígea está formada por varios músculos, pero nosotros nos referiremos colectivamente a toda esta serie de músculos porque, en la actividad sexual, casi siempre actúan conjuntamente.

El músculo pubococcígeo discurre desde el hueso del pubis en la parte anterior hasta el coxis (el hueso caudal situado al final de la columna vertebral) en la parte posterior. En los animales, este músculo es el que provoca el movimiento del rabo. En los seres humanos, el músculo pubococcígeo sostiene el ano y los órganos internos adyacentes e impide que se aflojen. Suele encontrarse situado aproximadamente a unos dos centímetros y medio por debajo de la superficie de la piel y su grosor puede variar entre un centímetro largo y más de cinco centímetros. Buena parte del músculo está inervado por el nervio pudendo que recibe los estímulos de la zona que rodea el clítoris, los labios, la abertura vaginal y el ano y transmite señales al cerebro. El nervio pudendo transmite también señales desde el cerebro al músculo pubococcígeo, dando lugar a las contracciones rítmicas que se asocian con el tipo de orgasmo más corriente. Aunque muchos expertos opinan que sólo el nervio pudendo es importante para el músculo pubococcígeo,[1] la parte más profunda del músculo, es decir, el tercio superior situado más hacia adentro y más cerca del útero, también está inervado por el nervio pelviano, uno de los más complejos del cuerpo humano. Se admite generalmente que una rama de este nervio une la vejiga y el útero (o la próstata masculina) con la parte inferior de la columna vertebral, mientras que una segunda rama une estos mismos órganos con la porción de la columna vertebral situada detrás del plexo solar. Esta doble intervención del músculo pubococcígeo —y el hecho de que los nervios pudendo y pelviano puedan inervar áreas más vastas o más reducidas del músculo pubococcígeo en los distintos individuos— puede contribuir a explicar algunas de las amplias variaciones de respuesta orgásmica que analizaremos en el capítulo 5.

Los hombres también tienen músculos pubococcígeos cuyo estado reviste una importancia análoga en el orgasmo masculino. Por regla general, cuanto mejor es el estado del músculo pubococcígeo, tanto mayor será el placer que las relaciones sexuales reportarán a los hombres y a las mujeres. Afortunadamente, como todos los músculos del cuerpo, el músculo pubococcígeo se puede educar mediante unos adecuados ejercicios de adiestramiento. Por desgracia, muchas personas no son conscientes de ello.

En nuestra cultura, no siempre ha sido posible evaluar debidamente el estado del músculo pubococcígeo por hallarse situado en la parte más íntima del cuerpo humano. En los habituales exámenes de la pelvis, los médicos suelen pasar por alto el músculo pubococcígeo. Incluso aquellos que son conscien-

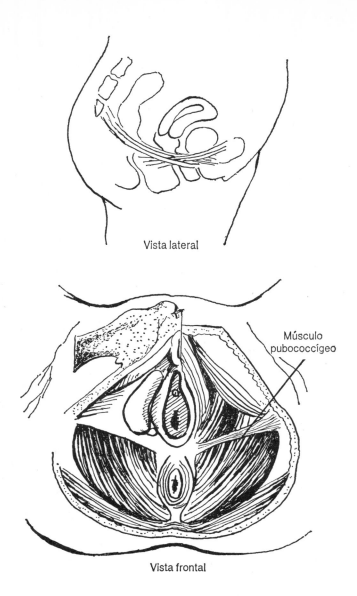

Vista lateral

Músculo
pubococcígeo

Vista frontal

El músculo pubococcígeo

tes de su importancia se muestran a veces reacios a pedirles a sus pacientes que lo contraigan durante un examen dado que dicha actividad muscular intencionada puede dar lugar a veces a una excitación sexual. (Es importante recordar que los médicos de muchos países no han sido adiestrados en el campo de la sexología. De hecho, sólo en los últimos años se ha incluido el tema de la sexualidad en los programas de estudios de algunas facultades de medicina.)

Otras culturas, en cambio, adiestran sistemáticamente a las mujeres a utilizar los músculos pubococcígeos. Las danzas de Oriente Medio, por ejemplo, que se ejecutan para deleite tanto de los espectadores como de las propias danzarinas, enseñan a éstas a aislar muchos grupos musculares que generalmente se utilizan juntos. Buena parte del adiestramiento de una danzarina del vientre consiste en el aprendizaje de cómo aislar los diversos músculos del interior y de alrededor de la pelvis con el fin de poder moverlos independientemente unos de otros e independientemente del resto del cuerpo e incluso en la utilización de un grupo de músculos estomacales sin mover los otros. A no ser que el músculo pubococcígeo se mueva independientemente, no se puede ejecutar como es debido el movimiento circular del vientre, ejercicio que ayuda a preparar el cuerpo de la danzarina con vistas a la actividad sexual y al parto.

A principios de los años cuarenta, el innovador ginecólogo doctor Arnold Kegel se adelantó a sus colegas, prestando al músculo pubococcígeo la atención que merecía. En lugar de operar a las mujeres que padecían de incontinencia urinaria, les enseñó a reforzar los músculos pubococcígeos a través del ejercicio De este modo, casi todas sus pacientes evitaron someterse a la intervención y muchas de ellas pudieron experimentar el orgasmo por primera vez en su vida. Kegel inventó, además, un aparato para evaluar el estado de los músculos pubococcígeos de sus pacientes y para ayudar a éstas a adiestrarlos. Conocido con la denominación de perineómetro, fue probablemente el primer aparato específico de biorealimentación que hubo en el mundo. Estaba formado por un pequeño cono de goma hueco sostenido por un molde, que se podía introducir en la región de la vagina rodeada por el músculo pubococcígeo. Un tubo conectaba el cono con un simple aparato de medición de la presión neumática. Observando la aguja del aparato, la paciente podía comprobar la fuerza de las contracciones de su músculo pubococcígeo y, con la práctica, mejorarlas.

El invento de Kegel fue por muchos conceptos una maravilla de sencillez. A pesar de las ventajas terapéuticas que ofrecía, es posible que su sencillez haya constituido una ofensa a los prejuicios tecnológicos del siglo XX. Tras un breve período de popularidad, el simple artilugio mecánico de Kegel fue cayendo poco a poco en el olvido mientras otros médicos realizaban nuevas y más sofisticadas operaciones y otros utilizaban medicamentos para resolver el problema de la incontinencia urinaria debida a la tensión.

Aunque el perineómetro de Kegel fue algo más que un paso en la dirección adecuada, su principal inconveniente estribaba en el hecho de que no permitía unas lecturas «absolutas» de la fuerza del músculo pubococcígeo porque su precisión estaba en cierto modo influida por la forma y el tamaño relativos de la vagina. Una vagina pequeña daba unos valores más altos que otra que fuera más grande. Un segundo inconveniente era el de que la aguja del aparato de Kegel oscilaba constantemente en respuesta a la más leve contracción o relajación del

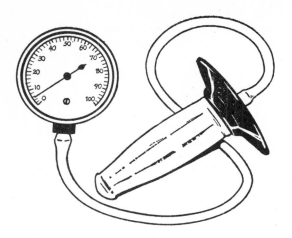

Perineómetro de Kegel

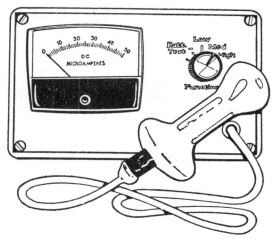

Miógrafo vaginal (Perineómetro electrónico)

músculo pubococcígeo, obligando a llevar a cabo una «lectura aproximada». Además, la forma del aparato requería que éste fuera sostenido con una mano durante el uso, lo cual llevaba a ulteriores inexactitudes en las lecturas.

Desde la época de Kegel, el interés por la biorealimentación se ha intensificado y existe actualmente una amplia variedad de instrumentos fidedignos. En 1976, Perry inventó el «miógrafo vaginal», que proporciona información visual y auditiva acerca de la actividad del músculo y que se utiliza en combinación con un aparato convencional de biorrealimentación electromiográfica.

El miógrafo vaginal está fabricado en plástico blando en forma de pesas de gimnasia y puede introducirse fácilmente en la vagina como un tampón. Una vez colocado, no hace falta sostenerlo. Unos sensores de plata se encuentran situados en el miógrafo de tal forma que entren en contacto con la zona del músculo pubococcígeo. Utilizando un normal aparato EMG (electro-miográfico) el miógrafo vaginal permite unas lecturas absolutas tanto de las contracciones como del estado de descanso del músculo. A diferencia del perineómetro de Kegel, la mujer se lo puede colocar estando completamente vestida. (Véase el Apéndice A para más información acerca de este aparato y otros instrumentos.)

Pero nos estamos adelantando a las cosas. Antes de exponer detalladamente cómo se puede examinar y adiestrar el músculo pubococcígeo mediante un equipo de biorrealimentación, veamos primero por qué 1azón conviene evaluar y adiestrar el músculo pubococcígeo, qué puede fallar en dicho músculo, cómo pueden los hombres y las mujeres localizarlo en sus propios cuerpos y, en caso necesario, aprender a controlarlo voluntariamente.

El problema más común es el de una simple debilidad del músculo pubococcígeo que, a menudo, se acompaña de una atrofia (falta de desarrollo). En los años cuarenta, Kegel fotografió a unas jóvenes que ya registraban una acusada relajación de la zona pelviana. La causa de esta situación a una edad temprana se ha podido averiguar sólo parcialmente y, pese a la importancia que reviste, una discusión acerca de las razones de este problema rebasa el ámbito de este libro. Es más corriente que la debilidad o atrofia se produzca a edades más avanzadas y ambas situaciones pueden dar lugar a varias dificultades físicas. Entre ellas cabe citar el prolapso uterino, el cistocele y el rectocele que son respectivamente el desplazamiento del útero, de la vejiga o del recto hacia la zona vaginal como consecuencia de una escasez de tono muscular. Pueden surgir, además, varios problemas de carácter funcional, de los cuales el más común es el de la incontinencia urinaria debida a la tensión. Se calcula que por lo menos un ochenta por ciento de las incontinencias urinarias debidas a la tensión es atribuible a la debilidad del músculo pubococcígeo, lo cual explica el éxito del tratamiento de Kegel a base de ejercicios. Recientes investigaciones han confirmado también la creencia de Kegel en el sentido de que la debilidad de la musculatura pubococcígea pueda ser parcialmente responsable de la imposibilidad de alcanzar el orgasmo durante el acto sexual.

Por lo general, se ha considerado que la debilidad de los músculos pubococcígeos era *consecuencia* del trauma del parto. Pero Kegel y otros [2] pudieron observar que la debilidad de los músculos era por el contrario *causa* de problemas durante el parto y hoy en día muchos expertos prescriben ejercicios prenatales destinados a reforzar el músculo pubococcígeo. Pese a ello, millones de jóvenes madres entran actualmente en la sala de partos sin ningún adiestramiento o preparación para el parto y con una musculatura pubococcígea muy débil que contribuye a dificultar el alumbramiento.

La debilidad del músculo pubococcígeo es a menudo también un factor de «anestesia» (falta de sensación) vaginal. Un músculo flojo y no ejercitado no es muy sensible; en cambio, un músculo sano es más sensible al estímulo físico. A veces, las quejas a propósito de la ausencia de placer durante la penetración vaginal se deben no tanto a problemas psicológicos cuanto a una falta de aptitud física, aunque nunca se pueda separar totalmente lo psicológico de lo físico y la flojedad del músculo puede tener efectivamente una base psicológica.

Es bien sabido que, en caso de que no se ejercite adecuadamente, cualquier músculo puede debilitarse o atrofiarse. Por ejemplo, en caso de que se haya usted roto el brazo y se lo hayan escayolado, hará falta un poco de tiempo, esfuerzo y ejercicio para que los músculos recuperen su antiguo tamaño y fuerza una vez retirada la escayola. Y, sin embargo, la gente se imagina que los músculos sexuales pueden permanecer inactivos durante prolongados períodos de tiempo y después recuperar milagrosamente el pleno funcionamiento en cuanto aparezca un compañero adecuado. Por desgracia, el músculo pubococcígeo también puede tardar algún tiempo en recuperarse de la falta de uso.

Ruth era una enfermera-comadrona de unos treinta años que siempre había disfrutado de las relaciones sexuales y también había enseñado a sus pacientes a practicar los ejercicios de Kegel. Durante una conferencia, se enteró de que existía el miógrafo vaginal y tuvo el deseo de utilizarlo y de satisfacer su curiosidad acerca de su propio músculo pubococcígeo. Ruth señaló que solía experimentar orgasmos múltiples, pero sólo alcanzó 9 microvol-

tios, lo cual es un valor relativamente bajo. A juzgar
por sus antecedentes sexuales, hubiéramos podido
predecir que su lectura iba a ser dos veces más ele-
vada. Al ser interrogada al respecto, Ruth reveló
que, en el transcurso del último año, había estado
sexualmente inactiva y ahora, con su actual compa-
ñero con quien tenía el propósito de casarse, no
podía alcanzar el orgasmo. Había atribuido su anor-
gasmia a «problemas de comunicación» que deses-
peraba de poder resolver.

Como, muchas mujeres sensibles, Ruth había
mantenido su músculo pubococcígeo en buena for-
ma, masturbándose en su adolescencia y, en la edad
adulta, manteniendo frecuentes relaciones sexuales.
Durante su año de abstinencia sexual, no se le había
ocurrido practicar los ejercicios de Kegel porque
sólo los asociaba a la preparación al parto. Pero,
algunas semanas después de haberse sometido a un
curso acelerado de veinte minutos sobre los ejerci-
cios de Kegel, complementados con biorrealimenta-
ción, escribió una carta, confirmando que el fortale-
cimiento de los músculos pubococcígeos había re-
suelto con éxito sus «problemas de comunicación».

Los ejercicios de Kegel se basan en las contracciones continuadas y breves del músculo pubococcígeo, alternadas con análogos períodos de relajación. Antes de describirlos con detalle, consideremos
otros tipos de problemas relacionados con el estado
del músculo pubococcígeo.

Un problema menos conocido, pero casi tan frecuente como el anterior es el de la tensión pelviana.
La tensión del músculo pubococcígeo, como la de
cualquier otro músculo, puede ser transitoria (provocada por un acontecimiento determinado) o bien
crónica. La forma más corriente de tensión transitoria es el vaginismo en el que el músculo pubococcígeo se contrae con tanta fuerza ante la proximidad

del miembro (incluso el miembro de un compañero de confianza) que la penetración resulta difícil, dolorosa o incluso imposible. Aunque el vaginismo suele tener un origen emocional, su tratamiento habitual suele ser de carácter físico. El hecho de utilizar progresivamente dilatadores cada vez más grandes para obligar poco a poco a la vagina a aceptar penetraciones cada vez mayores puede ayudar a las mujeres a descubrir que la abertura vaginal es extensible. No obstante, nosotros creemos que la biorealimentación es un método más suave y eficaz.

Michelle era una mujer muy frágil que había tenido un parto muy difícil con su segundo hijo. Su médico la había advertido de que otro embarazo podría provocarle la muerte. Su historial clínico excluía la utilización de píldoras anticonceptivas o de un DIU (dispositivo intrauterino) y, por desgracia, su marido aborrecía el diafragma, los preservativos y los espermicidas vaginales. El origen psicológico de su vaginismo era evidente: la penetración del miembro podía tener fatales consecuencias. Tras algunas conversaciones, accedió a que se le colocara un tapón cervical, el cual resolvió el problema anticonceptivo, pero no el del vaginismo. Se le recomendó entonces el adiestramiento mediante biorrealimentación. Tras familiarizarse con el aparato, pudo introducirse ella misma el miógrafo vaginal sin ninguna dificultad. Al cabo de menos de una hora de adiestramiento con ejercicios de relajación muscular, empezó a registrar un buen control del músculo pubococcígeo. Una semana más tarde informó de que el vaginismo había dejado de ser un problema.

La dificultad de Michelle afloró en un contexto sexual, pero es probable que muchos otros problemas estén relacionados con una tensión pelviana de carácter crónico. Casi todas las personas son conscientes de que, cuando algún músculo permanece en tensión durante un largo período de tiempo, empieza a doler. En caso de que ello se prolongue, la conciencia del dolor se puede desvanecer porque la sensación depende del movimiento y, hasta que la tensión aumenta o disminuye, no se produce ningún movimiento. Algunos médicos creen que lo que se suele conocer como «dolor en la parte inferior de la espalda» se debe, en realidad, a una tensión del músculo pubococcígeo. Parece más aceptable decir que le duele a una la espalda que reconocer que se padece tensión vaginal. A menudo, la falta de conciencia de la situación impide una percepción precisa. Hemos tratado a varias pacientes que en un principio se quejaban de dolor en la parte inferior de la espalda y que hallaron alivio aprendiendo a relajar los músculos pubococcígeos.

La tensión crónica de la musculatura pubococcígea puede manifestarse también a través de una sensación dolorosa en otras partes del cuerpo:

Mary es una psicoterapeuta de cuarenta años que lleva varios años aquejada de «leves» ulceraciones en el colon. Con el adjetivo de «leves» su médico quería significar que no había hallado pruebas físicas de la dolencia y que ésta era la mejor explicación que se le podía ocurrir para los calambres abdominales que sufría. Cuando al final recurrió a la terapia de biorrealimentación, Mary informó de que le resultaba difícil hallar desahogos sexuales aceptables, pese a que se excitaba a menudo en el transcurso de su jornada laboral. Nunca se masturbaba, lo cual constituye un medio de aliviar esta clase de tensión. Cuando, al final, decidió tratar de masturbarse en lugar de conformarse con compañeros inadecuados o seguir con la tensión crónica, informó de que sus «leves ulceraciones del colon» habían desaparecido con carácter permanente.

(Puede haberse tratado ciertamente de un síndrome de irritación intestinal asociado a un estado de tensión, lo cual no modifica la conclusión a que se llegó.)

Las primeras y todavía muy preliminares investigaciones de Perry sugieren la posibilidad de que la tensión pelviana crónica sea responsable o bien contribuya a otros problemas médicos bastante corrientes. Las mujeres examinadas que han revelado altos niveles de descanso de la tensión del músculo pubococcígeo informan de que padecen con frecuencia infecciones del tracto vaginal y urinario tales como cistitis y monilias.

A Francine le encantaban las relaciones sexuales y señalaba que «siempre estaba excitada». Era, además, muy religiosa y quería mucho a su marido el cual disfrutaba tanto como ella de la sexualidad. Pensaba que ésta era la mejor manera de empezar y terminar cada día. Durante el primer año de matrimonio, todo fue perfecto, exceptuando los repetidos ataques de cistitis que Francine padeció. A lo largo de un período de diez meses, consultó ocho veces con su médico. La única explicación que éste pudo darle fue la de que a veces los recién casados «se entregan demasiado a las relaciones sexuales», lo cual puede dar lugar a lo que a menudo se conoce como «cistitis de la luna de miel». Francine no creía que dos veces al día fueran demasiado y siguió tomando antibióticos un mes tras otro.

Un examen de rutina con un miógrafo vaginal reveló que Francine tenía una musculatura pubococcígea altamente desarrollada. De hecho, registraba el porcentaje más alto desde el punto de vista de la fuerza contráctil. Pero también reveló que era incapaz de relajar el músculo pubococcígeo. El nivel de «relajación» de Francine era, en realidad, más alto que el nivel de «máxima contracción» en la mujer corriente. Su historia personal permitió averiguar rápidamente el motivo de su tensión pelviana crónica. Su padre era un hombre muy receloso y autoritario que creía que «todos los retretes públicos estaban llenos de microbios». A partir del jardín de infancia, Francine aprendió a aguantarse hasta llegar a casa, por muchos deseos que tuviera de orinar. Aprendió de este modo a contraer la musculatura pubococcígea y era capaz de aguantar varias horas seguidas, más allá del punto en el cual el resto de nosotros nos hubiéramos orinado encima.

Aún no se ha podido establecer si la tensión vaginal crónica contribuye a facilitar las infecciones del tracto vaginal y urinario; de todos modos, se comprende que un músculo constantemente en tensión pueda dificultar la circulación sanguínea y linfática. (Cierre la mano en puño y observe cómo se le ponen blancos los nudillos al retirarse la sangre del tejido. Es lo que le sucede también a la musculatura pubococcígea bajo una tensión constante.) Cuando la circulación es deficiente, resulta difícil que los glóbulos blancos de la sangre puedan llevar a cabo su natural misión de buscar y destruir los gérmenes. Con demasiada frecuencia se recetan antibióticos sin tener en cuenta la posibilidad de causas y tratamientos funcionales... como, por ejemplo, aprender a relajar un músculo en tensión para que el cuerpo pueda evitar la enfermedad o contribuir a curarla. Es difícil también calcular cuántas mujeres han sido humilladas con la afirmación de que sus repetidas infecciones se deben a la «promiscuidad sexual». (La presencia de ciertos microorganismos en la vagina no provoca en sí misma una infección. Es más bien el estado fisiológico de la vagina y del tracto urinario el que determina los microorganismos que se van a desarrollar.) [3]
La tensión pelviana crónica sin diagnosticar pue-

127

de contribuir también a provocar problemas más graves. Otro de nuestros primeros sujetos de investigación registró una tensión pelviana extremadamente elevada: de 35 a 40 microvoltios durante varios minutos. Se la invitó a someterse a una terapia gratuita para mejorar su situación, pero no pudo hacerlo porque trabajaba en una distante ciudad. Varios meses más tarde, Perry supo que le habían diagnosticado un cáncer cervical y pensó que tal vez las dificultades circulatorias crónicas en el cuello de la matriz y zonas circundantes habían favorecido la aparición de la enfermedad.

Aparte la debilidad y la tensión excesiva, hay otra situación muy característica del músculo pubococcígeo: la falta de control. Tal como se ha mencionado anteriormente, nos tropezamos a menudo con pacientes que manifiestan una completa ignorancia acerca de su capacidad de contraer o relajar este músculo. Hemos observado intensas contracciones del músculo pubococcígeo, comparables en intensidad a un calambre del músculo de la pierna, mientras la paciente parecía ignorar por completo los dramáticos acontecimientos musculares que estaban teniendo lugar en su vagina y en las zonas circundantes. Los calambres menstruales también pueden estar relacionados exactamente con este tipo de tensión.

En casi todas las zonas del cuerpo humano, un músculo que se contrajera inesperadamente o que se contrajera y relajara alternativamente de esta guisa sería inmediatamente objeto de atención médica. ¿Por qué ocurre lo contrario cuando se trata del músculo pubococcígeo? Muchas personas, sobre todo mujeres, han sido adiestradas de tal manera que *no* presten atención a las sensaciones de la región pelviana. En su intento de pasar por alto la excitación sexual, muchas personas aprenden a hacer caso omiso de las señales que les permitirían controlar su musculatura pubococcígea.

Una de las maneras de evitar la sensación pelviana consiste en mantener crónicamente en tensión estos músculos. Comentando una sesión terapéutica dirigida por ella misma, una analista bioenergética señaló:

La mayoría de las mujeres no podían moverse y no eran conscientes de ello debido a la acusada tensión de su zona pelviana. Cuando empecé a enseñarles a mover la pelvis, averiguaron lo mucho que eso les dolía y lo culpables que se sentían cuando lo hacían. Trajeron a colación el tema de lo que les habían dicho acerca de sus cuerpos y de la sexualidad. Aparte el hecho de enseñarles a mover la pelvis, les enseñé también a aflojar la barriga. Les decía que permanecieran de pie tal como tenían por costumbre, tal como les habían enseñado a hacer, y que después adoptaran la otra postura para que vieran la diferencia y comprobaran lo rígidas que estaban y lo contraída que tenían esta zona. Me empezaron a comunicar que sus vidas sexuales estaban mejorando, que experimentaban el orgasmo más a menudo y que se sentían más relajadas, sobre todo, en las situaciones hombre/mujer.

(Existen, naturalmente, buenas razones para poder contraer y relajar los músculos abdominales dado que, en el caso del músculo pubococcígeo, ambas cosas revisten importancia.)

La creciente popularidad de los tampones puede haber contribuido también, sin querer, a la falta de conciencia en relación con la actividad del músculo pubococcígeo. Cuando el tampón se dilata, estimulando el músculo pubococcígeo, algunas mujeres empiezan a experimentar unas sensaciones que preferirían ignorar. Cuanto más a menudo ello ocurra, tanto menor será la conciencia que estas mujeres puedan tener de otras sensaciones del área vaginal.

A veces, alguna historia médica individual revela un ejemplo todavía más extremo de esta deliberada falta de conciencia. Linda, de treinta y un años, decidió someterse a tratamiento a causa de una ausencia total de sensación en los órganos genitales y en la zona circundante.

A los veintitantos años, Linda ingresó en el hospital local para lo que ella creía que iba a ser la extirpación de un pequeño quiste en el cuello de la matriz. Al despertar de la anestesia, fue informada de que le habían practicado una histerectomía total. Señaló que no le habían dado ningún consejo (como no fuera el de abstenerse de las relaciones sexuales hasta por lo menos dos semanas después de que hubieran desaparecido los dolores). En posteriores conversaciones resultó evidente que su médico no había previsto el intenso dolor emocional y físico que ella había experimentado tras la inesperada pérdida de sus órganos reproductivos. Ella había reaccionado a este «dolor», aprendiendo a no prestarle atención. Cuando más tarde descubrió que no podía experimentar ninguna sensación sexual, supuso que el médico le habría cortado accidentalmente los «nervios sexuales» en el transcurso de la histerectomía. Él le dijo que eran imaginaciones suyas y le recomendó que consultara con un psiquiatra. El psiquiatra empezó a mostrar más interés que ella por las relaciones con su padre y entonces ella dejó de verle. Durante seis años, vivió con el estigma de ser «frígida».

La evaluación mediante miografía vaginal reveló que su músculo pubococcígeo se contraía y relajaba espasmódicamente sin que ella se diera cuenta. Las pruebas de rutina de fuerza contráctil durante diez segundos mostraron unas grandes variaciones: desde un máximo de 25 microvoltios a un mínimo de 5.

La terapia correctora fue relativamente sencilla. Linda observó la biorrealimentación de su músculo pubococcígeo, lo cual la convenció de que sus nervios estaban efectivamente intactos. Le enseñaron después a realizar los ejercicios de Kegel y la invitaron a hacer prácticas de biorrealimentación durante aproximadamente una hora. Le explicaron el proceso de falta de conciencia adquirida y le pidieron que incluyera a su marido en sus cotidianos ejercicios del músculo pubococcígeo. En el transcurso de una visita de control que efectuó una semana más tarde, mostró un grado normal de control muscular y prometió seguir practicando en casa. Las lágrimas acudieron a sus ojos al haber comprendido con gozo que su problema no era enteramente imaginario.

Éstas son por tanto algunas de las cosas que pueden fallar en el músculo pubococcígeo: puede atrofiarse, puede debilitarse excesivamente, contraerse demasiado o perder la capacidad de control. Y puede, naturalmente, encontrarse en perfecto estado. Si usted no tiene ninguno de los problemas arriba descritos y no se incluye en la categoría de edad en la que pueda interesarle la ejercitación del músculo pubococcígeo como alternativa a la terapia hormonal de sustitución para mejorar la lubrificación vaginal, es posible que le siga interesando ejercitar el músculo pubococcígeo con la simple finalidad de intensificar su placer sexual.

En los primeros tiempos de la investigación sexual, se creía que la actividad vascular (flujo sanguíneo) era el mecanismo causal «primario» de la respuesta sexual. Sin embargo, las investigaciones llevadas a cabo con el miógrafo vaginal y con un miógrafo rectal de tamaño más reducido en el caso de los varones han mostrado que se registra una significativa actividad del músculo pubococcígeo *antes* de que se produzca una respuesta eréctil en el varón o una respuesta lubricativa en la hembra. Por lo que respecta a la conciencia exacta de la actividad muscular interna, cabe decir que las mujeres son muy parecidas a los hombres: ambos sexos tienden a pasar por alto las minúsculas «sacudidas» del músculo pubococcígeo que constituyen la primera fase de la respuesta sexual.

Cuando una mujer contrae el músculo pubococcígeo, la sangre afluye al tejido vaginal *tras* cada contracción, provocando un oscurecimiento del tejido y un aumento de la lubrificación. Los terapeutas sexuales aconsejan a menudo a las mujeres que se lubrifican muy despacio que den largas a sus parejas hasta que estén «auténticamente preparadas». A la vista de nuestros actuales conocimientos, sería más útil sugerir una estrategia activa, aconsejando a las mujeres que ejercitaran su músculo pubococcígeo al objeto de acelerar el proceso de lubricación. Este conocimiento es especialmente útil para las mujeres mayores que pueden registrar sequedad del revestimiento vaginal. Según el especialista en temas médicos Edward Brecher, muchas mujeres posmenopáusicas corren un riesgo nueve veces mayor de contraer cáncer vaginal con la utilización de cremas a base de estrógenos para conservar la humedad de sus vaginas. Los ejercicios del músculo pubococcígeo pueden alcanzar el mismo objetivo sin riesgo de cáncer.

Durante años, los médicos arrebataron inadvertidamente la responsabilidad del músculo pubococcígeo a sus propietarios. Para ello, utilizaron tres métodos: el quirúrgico, el químico y el eléctrico, siendo el primero de ellos el más común de los tres. Cerca de cincuenta variedades de procedimientos quirúrgicos se han aplicado al músculo pubococcígeo y zonas circundantes para controlar la incontinencia urinaria debida a la tensión.[4]

En el transcurso del segundo tercio del siglo xx,

casi todos los procedimientos quirúrgicos eran bastante toscos. Esencialmente, el método consistía en cortar y volver a coser el músculo pubococcígeo en la esperanza de que se formara una protuberancia de tejido cicatricial que ejerciera más presión sobre el conducto urinario. Con el tiempo, un ulterior aflojamiento del músculo pubococcígeo requería otro corte y la esperada formación de otra protuberancia. Y, sin embargo, algunos ginecólogos insistían en aconsejar el ejercicio antes de recurrir a la intervención quirúrgica.[5] Las investigaciones no tenían debidamente en cuenta el efecto de tales intervenciones sobre la respuesta sexual, por lo que apenas se sabe nada acerca de los posibles efectos secundarios nocivos de este procedimiento.

En los últimos años, los procedimientos quirúrgicos han adquirido una mayor sofisticación. Ahora se estudian primero cuidadosamente la longitud, el ángulo, el tamaño y la forma de la uretra con rayos X y ultrasonidos, pero el método básico sigue siendo el mismo: la reordenación de la uretra o de los tejidos musculares sin ningún intento de recabar la colaboración de la propia paciente.

Muchos médicos han criticado la precipitación con la cual algunos cirujanos recurren al cuchillo y recomiendan la intervención química como primer paso. Los medicamentos se utilizan para bloquear la actividad muscular susceptible de provocar el goteo. Pero tampoco se intenta analizar la esencial inactividad muscular que pueda haber creado el problema inicialmente.

Tras la segunda guerra mundial se introdujo la terapia eléctrica (electrochoque), cuya eficacia se ha venido defendiendo ocasionalmente desde entonces. Unos electrodos —parecidos a los de ciertos aparatos para adelgazar que estaban en boga en los años cincuenta— eran utilizados para provocar la actividad muscular. Algunos investigadores aterraban a sus pacientes con breves sacudidas eléctricas de alto voltaje mientras que otros trataban de aislar las adecuadas frecuencias naturales de la región (algo parecido a lo que hace un marcapasos en la musculatura del corazón). En ambos casos, la mujer recibía pasivamente un tipo de tratamiento que no servía apenas para curar su incontinencia.

Más recientemente, se han patentado diversos dispositivos baratos mediante los cuales se introducen los electrodos directamente en la vagina. Funcionan por medio de pilas y se dice que pueden utilizarse sin peligro en el propio hogar. Hemos realizado algunas pruebas con estos aparatos, combinándolos con la terapia de biorrealimentación (sin choc), pero a las mujeres les resultaba tan desagradable (varias se negaron categóricamente a seguir) que ahora sólo recurrimos a ellos en contadas ocasiones. Una editora los calificó de «aguijones [eléctricos] para el ganado en miniatura».

En algunos estudios publicados se ha querido demostrar la eficacia de estos aparatos de estímulo eléctrico, pero todos ellos contienen graves defectos metodológicos. En todos los estudios que hemos visto, el tratamiento eléctrico se combina con la utilización de los ejercicios de Kegel y no es posible averiguar si los beneficiosos resultados se deben al estímulo eléctrico combinado con los ejercicios o simplemente a los ejercicios. Puesto que no se ofrece ninguna prueba que demuestre que el estímulo eléctrico añade alguna ventaja al ejercicio, a nosotros nos parece que la causa más probable es el solo ejercicio. Por otra parte, éste es más barato, más seguro y más agradable.

Si desea usted averiguar algo más acerca del estado de su músculo pubococcígeo, el primer paso consiste en analizar su propia historia personal. ¿Ha emitido usted alguna vez una pequeña cantidad de orina bajo tensión... por ejemplo, al reírse, al practicar algún deporte, al correr o saltar? En tal caso, es posible que registre alguna debilidad o atrofia del músculo pubococcígeo. ¿Ha tenido alguna vez dificultad en alcanzar el orgasmo? Ello puede ser otro síntoma de debilidad muscular.

Si está aquejada de dolor en la parte inferior de la espalda, frecuentes infecciones vaginales o urinarias, dolor en coincidencia con la penetración vaginal o falta de sensibilidad vaginal, el problema puede ser una tensión pelviana crónica. Si sufre graves calambres menstruales o amplias variaciones en su respuesta sexual, considere la posible existencia de problemas de control muscular.

Las percepciones de su pareja pueden ser una útil fuente de información. Si tiene un compañero que nota cuándo contrae usted deliberadamente el músculo pubococcígeo durante el acto sexual, es probable que pueda usted excluir la existencia de problemas de falta de control. Si su pareja observa que se amolda usted muy bien, se puede excluir una debilidad del músculo pubococcígeo. Si su pareja le indica con palabras o mediante gestos que no percibe mucho contacto, puede sospechar la existencia de una debilidad de la musculatura pubococcígea.

Rebecca y su marido acudieron a una clínica en busca de ayuda porque él se quejaba de que la vagina de su mujer estaba tan floja que ya no podía notar en qué momento el miembro se deslizaba hacia afuera. Aunque exagerara un poco, el problema era real. Al cabo de dos semanas de adiestramiento con biorrealimentación, el marido comentó que ella había «pasado de ser como una ventana abierta a ser como un ojo de la cerradura». Al principio, el terapeuta pensó que «algunos hombres nunca estaban contentos», pero, tras haber medido el músculo pubococcígeo de Rebecca con el miógrafo vaginal, comprendió la importancia que revestía enseñar no sólo a con-

traer sino también a relajar el músculo pubococcí-
geo. Rebecca sólo había aprendido a contraer el
músculo pubococcígeo. Los siguientes pasos tenían
que ser el control y la relajación.

Tras analizar su historia personal, tiene usted que localizar su músculo pubococcígeo. Lo puede hacer sola o bien con la ayuda de un compañero. Le sugerimos que empiece el autoexamen con un pequeño espejo. A algunas mujeres la contemplación de sus propios órganos genitales no les planteará ningún problema. Sin embargo, a muchas mujeres les resulta más difícil contemplar sus órganos genitales que tocarlos. (Puesto que los hombres están acostumbrados a ver sus propios órganos genitales, es mucho menos probable que ellos experimenten estos sentimientos.) Si usted se muestra reacia o temerosa de mirarse, considere que los órganos genitales forman parte de *su* cuerpo y que no debería avergonzarse de lo que la naturaleza o Dios le han dado. Desde luego, es relativamente fácil escribir estas cosas, pero mucho más difícil ponerlas en práctica, sobre todo cuando muchos años de adiestramiento han llevado a algunas mujeres (y a algunos hombres) a sentirse profundamente avergonzadas de esta parte de sus cuerpos.

Para averiguar algo más acerca de su músculo pubococcígeo, tiéndase de espaldas y utilice el espejo para contemplar su área vaginal. Si es la primera vez que se mira los órganos genitales, dedique unos cuantos minutos a identificar las diversas partes: la vagina, el clítoris, los labios, la uretra y el ano (véase ilustración pág. 92).

Una vez se encuentre a gusto y se haya familiarizado con lo que está viendo, empiece alternativamente a tirar hacia arriba (como si estuviera conteniendo la orina) y a empujar hacia abajo (como si fuera a evacuar el vientre). Siga mirándose al espejo. Si posee usted un buen control y unos músculos razonablemente fuertes, debiera poder ver que el perineo se mueve hacia adentro y hacia afuera en respuesta a sus órdenes. Mientras contempla esta zona, observe si su estómago, sus nalgas y los músculos de sus muslos se mueven simultáneamente. En tal caso, no ha aprendido usted todavía a aislar el músculo pubococcígeo.

Hay una diferencia entre lo que usted tiene que hacer para educar su músculo pubococcígeo y lo que hace para alcanzar el placer sexual. En general y por lo que a la sexualidad se refiere, cuanto mayor sea la participación de los músculos, tanto mejor. De ahí que las mujeres sexualmente activas puedan tropezar inicialmente con alguna dificultad para aislar el músculo pubococcígeo. No obstante, para poder ejercitarlo de tal forma que mejore su funcionamiento, debe usted aprender primero a moverlo independientemente de los demás músculos. Cuanto más pueda aislarlo, tanto más eficaz será el ejercicio y tantos más ejercicios podrá realizar sin cansarse.

El siguiente paso requiere también un espejo. Muchas mujeres son capaces de hacer girar la pelvis y separar las piernas de tal modo que se abra ligeramente la entrada vaginal. Si usted puede hacerlo, podrá comprobar cómo se abre y se cierra un poco la entrada vaginal en respuesta a la contracción y la relajación del músculo pubococcígeo. Ello le dará también alguna idea de la cantidad de control y de fuerza muscular que posee. Si no puede relajarse lo suficiente como para que se abra la entrada vaginal, ello puede ser un síntoma de tensión pelviana crónica.

El tercer paso en la valoración de su musculatura pubococcígea consiste en la utilización de un dedo para explorar el interior de la vagina. Es relativamente fácil identificar el músculo pubococcígeo, introduciendo un dedo en la vagina (o en el recto en caso de que se trate de un hombre). Una vez introducido el dedo en la vagina, contraiga y relaje alternativamente el músculo pubococcígeo (tal como hizo al mirarse al espejo) para tener idea de dónde está. Las paredes vaginales son relativamente uniformes, pero, mediante la utilización de los dedos, debería usted poder localizar el músculo pubococcígeo por debajo de la superficie y todo alrededor, a una distancia de dos centímetros y medio o cinco centímetros de la entrada. Doble el dedo en un ligero ángulo y comprima la pared vaginal a intervalos de aproximadamente un centímetro a lo largo de una línea recta desde la entrada, dirigiéndose hacia el cuello de la matriz. En cada punto, contraiga el músculo pubococcígeo y compruebe si su dedo puede notar algún movimiento.

Según Kegel, un músculo en buen estado puede tener un grosor de tres dedos mientras que un músculo débil puede ser «tan estrecho y delgado como un lápiz». Si usted tantea la pared vaginal a cada centímetro, debería poder notar el músculo a uno, dos e incluso tres intervalos. Debería poder reconocer también cuándo comprime la parte anterior del músculo pubococcígeo y lo rebasa y efectuar un giro y comprimir también la parte de atrás. Si le molesta tocarse la vagina, un estimulador eléctrico puede ser útil al principio para ayudarla a identificar el músculo pubococcígeo. Con la práctica, es posible que adquiera más seguridad y supere la aversión que le produce el hecho de tocarse.

Tras utilizar un dedo, intente realizar la «prueba de los dos dedos». Introduzca dos dedos el uno al lado del otro a la mayor profundidad que le sea posible. Después separe los dedos como si abriera unas tijeras. Ahora, contrayendo el músculo pubococcígeo, trate de obligar a sus dedos a juntarse. Si puede hacerlo, muy bien. Si le resulta difícil, siga leyendo... necesita ejercicio.

Si practica estos ejercicios con un compañero, convendrá tal vez que éste la examine primero con un dedo y después con dos. Aparte de observar lo fuerte o lo débil que se nota el músculo, empiece a comprobar si algunas zonas de su vagina son más sensibles al tacto que otras.

El examen digital no debiera utilizarse para comparar el músculo pubococcígeo de una persona con el de otra puesto que las variaciones anatómicas del tamaño de la vagina y factores tales como la cantidad general de grasa corporal influyen mucho en las impresiones subjetivas. Y recordemos que no existe una relación fija entre el tamaño de la vagina y la fuerza del músculo pubococcígeo. Una mujer puede tener una vagina grande con muy buenos músculos mientras que otra puede tener una vagina pequeña y apretada con una musculatura débil.

Algunas mujeres están acostumbradas a mover los músculos pelvianos *sólo* en un contexto sexual y es posible que no puedan moverlos en absoluto en un ambiente no sexual o, peor todavía, en un ambiente clínico. Hace dos años, cuando estábamos realizando investigaciones sobre la fuerza de la musculaura pelviana mediante la utilización de un miógrafo vaginal, algunas mujeres fueron examinadas en el consultorio de un terapeuta especializado en biorrealimentación donde permanecieron sentadas en una silla reclinable mientras que otras fueron examinadas en una clínica sanitaria femenina, tendidas en una mesa normal de exploración ginecológica. Una mujer fue examinada en ambos lugares y registró unos resultados considerablemente más débiles permaneciendo tendida en la mesa, por lo que volvimos a comprobar nuestros datos. Y, en efecto, se observaba una significativa diferencia, dependiendo del *lugar* en el que se hubiera llevado a cabo el examen.

Otro buen método para identificar el músculo pubococcígeo consiste en tratar de interrumpir el flujo de orina. Si posee usted una buena musculatura y un buen control, podrá empezar e interrumpir el flujo de orina con precisión. Si no puede hacerlo la primera vez, no desespere. Aprender a contraer (o relajar) el correspondiente músculo forma parte del ejercicio.

Hemos hablado mucho de la importancia de la correcta identificación del músculo pubococcígeo antes de describir los ejercicios por una razón muy importante. Muchas mujeres, tras haber oído hablar de los ejercicios de Kegel, se han pasado meses e incluso años, utilizando una serie equivocada de músculos, sin conseguir ningún resultado.

Betsy, una enfermera de cuarenta y tantos años, llevaba más de diez años practicando lo que ella creía que eran los ejercicios de Kegel. Llegó a convencerse de que debía tener alguna grave anomalía en la vejiga puesto que, a pesar de su diligente práctica, su incontinencia urinaria iba empeorando progresivamente. Al final, consultó con un especialista en biorrealimentación. Las pruebas iniciales con el miógrafo vaginal revelaron que tenía una musculatura muy débil. Una evaluación del método que había utilizado para la práctica de los ejercicios de Kegel reveló que había estado utilizando primordialmente los músculos de las nalgas y el abdomen en lugar del músculo pubococcígeo. La práctica mediante biorrealimentación dio lugar a una mejora de la fuerza muscular y acabó con la incontinencia urinaria. Y lo más importante para Betsy fue que, tras unos cuantos meses de ejercicios regulares, pudo alcanzar el orgasmo a través del solo estímulo vaginal, cosa que siempre había esperado alcanzar sin conseguirlo jamás.

La historia de Betsy es particularmente importante porque demuestra que incluso los profesionales sanitarios que han estudiado anatomía pueden ejercitar los músculos que no deben sin darse cuenta, y pueden tener una conciencia corporal tan deficiente como otras personas.

Una vez haya identificado usted correctamente el músculo pubococcígeo, ya sea a través de la prueba del dedo o bien mediante el ejercicio del flujo de orina, el siguiente paso es el de iniciar los ejercicios con regularidad.

Hay dos maneras de ejercitar el músculo pubococcígeo, con un dispositivo de resistencia en la vagina o sin él. De todos modos, el hecho de tener algo contra lo que poder contraer y relajar el músculo tiene considerables ventajas. Cuando Kegel aconsejaba a sus pacientes que hicieran ejercicio, les enseñaba a hacerlo mediante la utilización de su perineómetro. El ejercicio sin un dispositivo de resistencia es útil para conservar la flexibilidad del músculo pubococcígeo y la humedad de la vagina, pero no corrige un músculo atrofiado que requiera un aumento de tamaño y de fuerza.

Parece ser que Kegel jamás proporcionó a sus pacientes ninguna instrucción escrita o un manual de ejercicios y, aunque en sus escritos científicos describe los ejercicios que sugirió a sus pacientes, las descripciones varían ligeramente según los casos. De ahí que nos encontremos con una amplia variedad de instrucciones divergentes tanto por parte de los médicos como en los libros. Es posible que uno de los motivos por los cuales muchos médicos tienen el convencimiento de que el ejercicio no constituye un medio realmente eficaz para corregir el problema físico sea el de que, sin disponer de unas normas detalladas y consecuentes, ni ellos mismos son capaces de proporcionar a sus pacientes adecuadas instrucciones acerca de cómo deben practicarse los ejercicios. Olvidan, por ejemplo, muy a menudo recomendar la utilización de un dispositivo de resistencia.

¿Qué clase de dispositivo se recomienda y dónde se puede conseguir? No es necesario que este dispositivo sea muy caro. Su dedo es un sucedáneo aceptable. Aparte el dedo, hay varios dispositivos, desde los objetos en forma de miembro viril y los vibradores hasta los nuevos productos de forma y color no sexuales que pueden adquirirse por correspondencia si usted se muestra reacia a comprarlo en persona. (Véase Apéndice A para más detalles.) El dispositivo que elija debe ser moderadamente duro, pero con cierta flexibilidad. Algunas mujeres han señalado que los dispositivos de plástico duro, como los vibradores en forma de miembro, son irritantes.

Hablemos primero de la práctica con la resistencia. Puesto que la mejora de la función del músculo pubococcígeo requiere una práctica frecuente y regular, procure dedicar a ello por lo menos dos períodos de quince minutos diarios. Elija momentos en los que no sea probable que la vayan a interrumpir. Cierre la puerta, descuelgue el teléfono y, en caso necesario, coloque un letrero de «no molestar».

Utilizando el dispositivo de resistencia, contraiga el músculo pubococcígeo durante tres segundos y después relájelo durante un período de tiempo análogo. Hágalo diez veces seguidas. Si le es difícil conservar al principio la contracción durante tres segundos, hágalo durante dos o incluso durante un segundo. A medida que vaya adquiriendo fuerza y resistencia, aumente gradualmente el intervalo hasta alcanzar los diez segundos. No olvide observar un período de relajación de análoga duración. Ésta reviste tanta importancia como la contracción. Tras haber efectuado una serie de diez contracciones y relajaciones, practique unas breves sacudidas con el músculo pubococcígeo. Contraiga y relaje el músculo a la mayor rapidez posible durante varios minutos. Al principio, tal vez le resulte difícil notar si se está contrayendo o relajando, pero, poco a poco, le será más fácil. Una mujer aficionada a la música nos dijo que era como aprender a interpretar un trino al piano. Solía poner su música preferida y seguir el ritmo de la misma con el movimiento pubococcígeo. Tras haber adquirido más práctica, empezó a interpretar melodías con el músculo pubococcígeo, diciéndole a su marido que adivinara lo que estaba tocando.

¿Cuántas contracciones tiene usted que efectuar en el transcurso de una sesión de ejercicios? Kegel decía a menudo que eran necesarias trescientas contracciones *al día* para alcanzar una mejora visible (se refería a las contracciones controladas con el perineómetro y mantenidas durante varios segundos). Este número de contracciones puede ser excesivo, sobre todo durante las primeras semanas. Como cualquier otro programa de ejercicios, es prudente empezar poco a poco para evitar el dolor muscular. Sin embargo, trescientas contracciones al día, aproximadamente cien cada vez, es probablemente un objetivo razonable desde el punto de vista terapéutico. A medida que vaya progresando, la práctica regular a lo largo del tiempo será más importante que practicar muchas contracciones seguidas, las cuales pueden resultar aburridas e inducir a la gente a abandonar la práctica prematuramente.

Los ejercicios sin un dispositivo de resistencia tienen la gran ventaja de poderse practicar en cualquier parte y en cualquier momento, sin que nadie sepa lo que usted está haciendo. Los mismos ejercicios que acabamos de describir pueden realizarse sin un dispositivo de resistencia mientras se conduce un automóvil, se come, se escucha una conferencia, se juega al bridge o se mecanografía un manuscrito. Es la que llamamos práctica espontánea. Nuestras investigaciones nos han demostrado que las personas que afirman disfrutar de las relaciones sexuales y se entregan a ellas con cierta regularidad también activan frecuentemente el músculo pubococcígeo en el transcurso del día.

Puede usted animarse a hacerlo, colocando algún tipo de recordatorio en un lugar donde pueda verlo. Fije, por ejemplo, un punto de brillante color en su cartera de mano, el teléfono, la nevera, un reloj o una lámpara. Cada vez que vea el punto, contraiga varias veces el músculo pubococcígeo. Otro sistema consiste en aprovechar un acontecimiento que se repita a menudo. Una viajante de comercio ha adquirido la costumbre de contraer el músculo pubococcígeo cada vez que se detiene ante un semáforo en rojo. Un corredor de bolsa efectúa varias contracciones rápidas cuando suena el teléfono. Busque algún hecho que se produzca con regularidad y practique cada vez que ocurra.

Durante la práctica de los ejercicios fijos o bien espontáneos, observe sus respuestas. Muchas personas contraen inconscientemente la musculatura pubococcígea siempre que tienen pensamientos sexualmente excitantes. Ello puede dar lugar a una lubrificación vaginal. Algunas mujeres que se lubrifican cuando ven a alguien que las atrae sexualmente pueden contraer la musculatura pubococcígea sin darse cuenta de ello. Si su musculatura es débil o si usted no la percibe, es posible que no haya usted adquirido esta costumbre.

Tras practicar regularmente ejercicios durante varias semanas, puede usted repetir la prueba del dedo o bien el ejercicio del flujo de orina para comprobar si se registra alguna diferencia en comparación con la primera vez. La biorrealimentación acerca de sus progresos es importante porque incluso unos pequeños cambios en la dirección adecuada pueden constituir un estímulo y un incentivo para seguir practicando. Es fácil desanimarse y abandonar prematuramente los ejercicios. Con ejercicios no controlados, pueden transcurrir uno o dos meses antes de que aparezcan claros signos de progreso.

Si tiene usted acceso al consultorio de algún médico que disponga de aparatos para la medición del estado del músculo pubococcígeo, ello puede ser muy útil y es esencial para las mujeres cuyos problemas requieren una evaluación o adiestramiento de la musculatura pubococcígea. Buena parte de los aparatos, como el miógrafo vaginal, son demasiado caros como para que las personas particulares los puedan comprar y, sin embargo, su utilización tiene muchas ventajas. La más importante de ellas es un diagnóstico acertado: ¿se registra una debilidad muscular o bien se trata de una contracción crónica? Los aparatos pueden servir también para ejercitar el músculo adecuado. Finalmente, se pueden cuantificar con precisión los progresos y comparar los cambios que se producen semana a semana.

Cuando se facilita una lectura digital o un gráfico, los pequeños progresos quedan anotados y pueden constituir un estímulo. Sin un control eficaz, se observa una incidencia considerablemente más alta de desánimo, fracaso o progresos más lentos.

A menudo, su pareja puede percibir el cambio de su musculatura pubococcígea antes que usted. Si usted mantiene unas relaciones heterosexuales, efectúe contracciones del músculo pubococcígeo durante el acto sexual. Pregúntele a su compañero si puede notarlas. Según el grado de debilidad que registrara su musculatura al principio, pueden transcurrir varios días e incluso un par de semanas antes de que él lo note. (Si se trata de un hombre dispuesto a colaborar, pueden ustedes cambiar los papeles. Pídale que contraiga el músculo pubococcígeo cuando se halle dentro de usted. Ello reforzará su músculo, le elevará el miembro hacia el ombligo y tal vez le estimulará a usted el punto de Gräfenberg. Si no puede usted notar sus contracciones, tal vez él también necesite leer este capítulo e iniciar un programa de ejercicios regulares.)

Recuerde que, sin una práctica *regular*, no se pueden esperar progresos. Por ejemplo:

A Marcy no le interesaba en realidad mejorar su musculatura pubococcígea o su respuesta sexual, pero su amigo insistió y, a lo largo de un período de seis meses acudió unas tres o cuatro veces al consultorio. Al someterse a la prueba del miógrafo vaginal, registró en cada una de las ocasiones unos 3 microvoltios (valor muy bajo). Reconoció que no había practicado los ejercicios y que sólo había acudido a instancias de su amigo. (Al final, ambos rompieron sus relaciones y ella jamás regresó.)

En cambio, la práctica asidua puede dar lugar a unas modificaciones sorprendentemente rápidas.

Dorothy era una joven madre preocupada por sus hijos y cada vez menos interesada por las relaciones sexuales. Su marido reaccionó a esta actitud, entregándose a una aventura en cuyo transcurso descubrió las ventajas de una fuerte musculatura pubococcígea. Le habló a su mujer de su aventura y de lo que había descubierto y la amenazó con pedir el divorcio en caso de que no solicitara la ayuda de un médico para eliminar la debilidad de sus músculos.

Dorothy, que era una persona profundamente religiosa, se angustió al enterarse de la aventura de su marido, pero reconoció también que tenía un problema. Tras haber leído unos libros acerca de la materia, visitó a su ginecólogo y, en el transcurso de la exploración pelviana, le pidió su opinión acerca del estado de su musculatura pubococcígea. Para su asombro, el médico le dijo que no sabía de qué le estaba hablando.

Decepcionada, se pasó seis meses procurando ha-

cer ejercicios por su cuenta, pero con muy poco éxito. Al final, supo de un terapeuta que practicaba la miografía vaginal y concertó una cita. Según el terapeuta, fue la mejor paciente que jamás hubiera tratado. Estaba auténticamente dominada por el temor al infierno y la condenación. Convencida de que su inminente divorcio se debía a su olvido de su propia musculatura pubococcígea y dispuesta a salvar su matrimonio, practicaba como una loca. En la evaluación inicial, sus músculos registraron unos valores muy bajos, pero, cuando regresó al cabo de una semana tras haber realizado aproximadamente unas trescientas contracciones diarias de diez segundos de duración, su actuación era superior a la de cualquier mujer corriente. A la segunda semana, ya alcanzaba unos valores de 19 o 20, lo cual la incluía en el grupo del dos por ciento de mujeres con valores más altos. Como es lógico, había en aquel matrimonio otros problemas que tenían que ser sometidos a una terapia matrimonial, pero su marido jamás volvió a quejarse de la debilidad de su musculatura.

Al comienzo de este capítulo hemos señalado que los ejercicios destinados a resolver los problemas de la musculatura pubococcígea no tienen «efectos secundarios perjudiciales». Y, sin embargo, hay un efecto secundario que causa muchos problemas: la ejercitación del músculo pubococcígeo puede provocar excitación sexual y las mujeres raras veces están preparadas para eso. Cuando se recomiendan los ejercicios por motivos médicos, como, por ejemplo, el de la incontinencia urinaria, los médicos olvidan mencionar a menudo la posibilidad de que se intensifiquen las sensaciones sexuales. Aquello que debiera considerarse una agradable señal de buena salud produce a veces ansiedad y sentimientos de culpa.

En el transcurso de nuestras investigaciones, hemos entrevistado a cientos de mujeres que han tratado en diversas ocasiones de seguir su propio programa de ejercicios, pero que lo han dejado antes de haber resuelto sus problemas. En muchos de los casos en los que pudimos explorar las razones de esta actitud, hemos descubierto que la excitación sexual insatisfecha constituía un importante factor.

Dado que no es insólito que cuando empiezan a ejercitar el músculo pubococcígeo adviertan un aumento de su deseo de relaciones sexuales, uno de los «problemas» que plantea la excïtación provocada por los ejercicios es el de qué hacer al respecto. Si tiene usted un compañero que no se siente amenazado por su mayor deseo sexual, existe una obvia solución mutuamente satisfactoria. Otra salida satisfactoria es la masturbación.

Esta cuestión es objeto de muchas controversias. A numerosas mujeres se les enseñó en la más tierna infancia a no tocarse los órganos genitales. Algunas religiones enseñan que es pecaminoso que un hombre o una mujer se entreguen a la masturbación. Para las personas que pertenecen a estos grupos, está cláro que la masturbación no es la respuesta. Sin embargo, existe también una visión positiva de la masturbación según la cual ésta constituye una placentera actividad natural que se inicia a muy temprana edad, siendo un interés «excesivo» por la misma la consecuencia, y no ya la causa, de otras dificultades.

Creemos que existen importantes razones físicas y psicológicas para masturbarse. Se trata del mejor medio de averiguar cómo responde el propio cuerpo. Ofrece la oportunidad de hacer experimentos en solitario con maneras de tocarse, lugares que tocar y medios de alcanzar la satisfacción sexual. Libera a la persona de la necesidad de una pareja cuando no se dispone de una persona adecuada. A veces, mediante la masturbación, se aprenden cosas que después se pueden compartir provechosamente con una pareja. El hecho de que tema usted compartir tales descubrimientos con su pareja puede ser indicio de que algo falla en las relaciones. Según las estadísticas, sólo aproximadamente un tercio de las mujeres se masturban frente a dos tercios de los hombres. Hablando en general, las mujeres que se masturban parece que tienen menos problemas de debilidad muscular que las mujeres que no lo hacen. Aquí pueden intervenir dos factores. Es probable que las mujeres que se masturban estén más familiarizadas con las sensaciones de su zona pelviana. La masturbación, si se resuelve en orgasmo, permite un ejercicio regular de la musculatura pubococcígea, lo cual conduce a una mayor conciencia de la sensación genital. La espiral puede seguir la dirección contraria en la que la falta de conciencia conduzca a una masturbación menos frecuente que dé lugar a una ejercitación menos frecuente de la musculatura pubococcígea y a una posterior debilidad o atrofia.

Buena parte de este capítulo ha estado dedicada a la musculatura pubococcígea de las mujeres porque en nuestra sociedad hay más mujeres que hombres que padecen una grave debilidad del músculo pubococcígeo. Aunque las causas de todo ello rebasen el ámbito de este libro, algunas de ellas por lo menos debieran parecer evidentes. No obstante, hay muchos hombres aquejados de una debilidad de la musculatura pubococcígea. Uno de los síntomas de esta situación es un prolongado período refractario, es decir, el período de tiempo durante el cual no es posible otra erección. Recientes investigaciones han demostrado de manera convincente que los hombres son tan capaces de experimentar orgasmos múltiples como las mujeres y es probable que una fuerte musculatura pubococcígea sea el factor más importante al respecto.

Los hombres pueden percibir su músculo pubococcígeo, introduciendo el dedo en el recto de la misma manera que las mujeres se palpan el músculo, introduciendo el dedo en la vagina. Pueden hacer la misma prueba del dedo y el ejercicio del flujo de orina, siendo también los ejercicios espontáneos muy beneficiosos para ellos. Perry ha diseñado un miógrafo rectal, que es como una versión más reducida del miógrafo vaginal, para adiestrar a los hombres (o bien a las mujeres que padecen vaginismo) a adquirir control sobre su musculatura pubococcígea. Las prolongadas contracciones alternadas con períodos de relajación así como las rápidas sacudidas de la musculatura pubococcígea son muy útiles tanto para los hombres como para las mujeres. Otro ejercicio beneficioso que pueden practicar los hombres es el de la «prueba de la toalla». Un hombre con una musculatura pubococcígea en buen estado debería estar en condiciones de colgar una pequeña toalla sobre su miembro erguido, levantándolo y bajándolo a voluntad mediante la contracción del músculo. Si una toalla de tocador le resbala, puede probar con un paño de lavarse la cara. Si la musculatura es débil, puede empezar con un pañuelo. Puesto que es necesaria una firme erección para la prueba de la toalla, muchos hombres preferirán al principio hacer prácticas en solitario, teniendo en cuenta que la «inquietud por la actuación» es el mayor enemigo de la erección masculina.

Si examinamos las pruebas históricas, resulta claro que nuestros descubrimientos acerca de la importancia de una saludable musculatura pubococcígea no constituyen ninguna novedad. En 1926, Van de Velde publicó el que iba a convertirse en el manual sexual más popular del siguiente cuarto de siglo: *Ideal Marriage: Its Physiology and Technique* (El matrimonio ideal: su fisiología y su técnica). Antes de que aparecieran Masters y Johnson, su libro, con más de cuarenta grabados, influyó a millones de personas. Casi sesenta años más tarde, pese a que ahora sabemos muchas más cosas acerca de la anatomía y fisiología humanas —el papel de las hormonas, por ejemplo—, la comprensión estética de la sexualidad por parte de Van de Velde aún no ha sido superada.

De hecho, Van de Velde conocía muy bien la importancia sexual de un buen control voluntario de la musculatura pubococcígea y explicó claramente lo que muchos investigadores posteriores han redescubierto una y otra vez, a saber, que algunas mujeres son «especialmente hábiles y expertas» en el control de este músculo «a voluntad, facultad esta de enorme valor en la *técnica* del acto sexual... Y, sin embargo, las mujeres descuidan totalmente casi sin excepción la gimnasia del fondo pelviano».[6]

Una mujer de sesenta y tantos años nos dijo que en su adolescencia había leído a Van de Velde y había compartido la información con una amiga íntima. En lugar de irse al cine los sábados por la tarde, ambas se quedaban en casa, ejercitando la musculatura pubococcígea. «Ahora lo estoy haciendo», le decía la una a la otra. «¿De veras?» Esta mujer adquirió un gran desarrollo de la musculatura pubococcígea y estuvo en condiciones de experimentar orgasmos múltiples. Sin embargo, no hizo prácticas de relajación del músculo y sufrió ocasionalmente de vaginismo.

En el transcurso de los normales exámenes ginecológicos, Van de Velde informaba a sus pacientes acerca de la mejor manera de ejercitar la musculatura e instaba a otros ginecólogos a que «aprovecharan estas inevitables ocasiones profesionales para ayudar también en este campo a sus pacientes».[7] Por desgracia, pocos ginecólogos, aparte Kegel, siguieron su consejo.

La exclusión de la sexualidad por parte de la profesión médica se prolongó a lo largo de los años cuarenta y cincuenta y redujo en gran medida el potencial impacto de la labor de Arnold Kegel. Kegel había leído a Van de Velde y, a finales de los años cuarenta, confirmó y amplió sus observaciones a través del desarrollo de toda una serie de métodos destinados a alcanzar un satisfactorio estado de la musculatura pubococcígea. En 1952, sus experiencias clínicas le permitieron llegar al convencimiento de que su método daba resultado y podía reducir drásticamente el recurso a la intervención quirúrgica para resolver los problemas relacionados con el músculo pubococcígeo.

Kegel publicó a principios de la década de los cincuenta una serie de artículos en los que afirmaba haber tratado con éxito, mediante el perineómetro y el método de ejercicios, a un ochenta y seis por ciento de aproximadamente 3.000 pacientes aquejadas de incontinencia urinaria debida a la tensión.[8] Observó también que, en casi todos los casos, la mejora de la fuerza y control del músculo pubococcígeo había dado lugar a una mejora espontánea de la respuesta sexual. A menudo, las mujeres experimentaban por primera vez el orgasmo.

Kegel, como Gräfenberg, fue uno de los perdedores en la lucha por el poder intelectual que impera a menudo en los círculos científicos. Ya no volvió a publicar nada a partir del año 1956 en que se inició el ascenso de la escuela «sólo clitoridea» de Kinsey y Masters y Johnson, y sólo muy recientemente han sido Kegel y Gräfenberg redescubiertos.

Incluso hoy en día, pese a que los ejercicios de Kegel se utilizan en todo el mundo, raras veces se prescriben como no sea por parte de los instructores en métodos de preparación al parto.

Uno de los misterios de la terapia sexual consiste en el hecho de que, a pesar de que los «ejercicios de Kegel» se conocen y practican en todo el mundo para el tratamiento de la incontinencia urinaria debida a la tensión, los aspectos sexuales de dicha labor hayan sido en buena parte ignorados por investigadores tan conocidos como Kinsey y Masters y Johnson.[9]

Sigue resultando trágico que el equipo de investigadores que tan profunda influencia iba a ejercer en las investigaciones sexuales contemporáneas no reconociera debidamente los descubrimientos de Kegel.

Hasta 1979 no se publicaron los primeros resultados estadísticos y experimentales acerca de la relación entre la fuerza de la musculatura pubococcígea y la capacidad orgásmica. En aquel año, un equipo de terapeutas sexuales integrado por el médico doctor Benjamin Graber y la enfermera Georgia Kline-Graber analizó los datos correspondientes a 281 mujeres que habían visitado su clínica. Las pacientes se dividieron en tres grupos: las que no podían alcanzar el orgasmo en absoluto, las que podían alcanzar el orgasmo mediante estímulo clitorideo directo, pero no durante el acto sexual y las que podían alcanzar el orgasmo tanto con estímulo clitorideo como durante el acto sexual. Tal como era de esperar, el grupo que podía alcanzar el orgasmo tanto con estímulo clitorideo como vaginal era el que poseía una musculatura más fuerte (con unos valores medios de 17 en el perineómetro de Kegel) y el que no podía alcanzar el orgasmo en ningún caso era el que tenía la musculatura más débil (con una lectura media de 7). El grupo central, que podía alcanzar el orgasmo sólo mediante estímulo clitorideo, registraba una fuerza muscular media (con una lectura media de 12). Los autores llegaron a la conclusión de que «un importante músculo que rodea la vagina registra un deterioro en las mujeres que son incapaces de alcanzar el orgasmo».[10]

Los resultados de Graber coinciden con los de

Perry y Whipple. Basándose en las experiencias con pacientes de su clínica en las que utilizaban el miógrafo vaginal, informaron de que, cuanto más fuertes eran los músculos tanto mayor era la probabilidad de que las mujeres experimentaran el orgasmo como consecuencia del estímulo vaginal. En otro informe, señalaron que las mujeres que eyaculan durante el orgasmo (por lo menos, alguna vez) parecían registrar unas contracciones del músculo pubococcígeo significativamente más fuertes que las mujeres que jamás eyaculaban.[11]

En una reciente conferencia acerca de la biorrealimentación, durante un seminario sobre fisioterapia y musculatura, la oradora, muy conocida en los Estados Unidos, distribuyó un folleto en el que figuraban reproducidos con gran detalle cientos de músculos individuales. Tras examinar las ilustraciones, uno de los participantes preguntó: «¿Por qué hay un gran círculo en blanco en el diagrama, en la zona situada por debajo del ombligo y entre los muslos?»

«Oh —contestó la conferenciante con evidente turbación—, a decir verdad, existen en la pelvis unos músculos muy importantes, pero los fisioterapeutas no les prestan tradicionalmente demasiada atención.»

Hay muchas razones por las cuales otros profesionales, como, por ejemplo, los ginecólogos y los fisioterapeutas, procuran mantener el menor contacto posible con los músculos sexuales de sus pacientes. Uno de los más evidentes es el temor a ser acusados de intereses libidinosos. Por desgracia, nuestra sociedad suele respaldar esta postura en detrimento de nuestra salud. Por ejemplo, los psicólogos de los Estados Unidos tienen suscrito un seguro de tratamiento erróneo o incompetente que les ofrece la Asociación Norteamericana de Psicología. Hay un caso concreto de «tratamiento erróneo» que está excluido de esta póliza colectiva: el caso de una demanda por daños y perjuicios como consecuencia de unas supuestas relaciones sexuales entre terapeuta y paciente. No es de extrañar que resulte difícil recabar la ayuda de un profesional para resolver problemas relacionados con la musculatura sexual.

Esta situación es particularmente desdichada porque casi todas las personas experimentan unos sentimientos muy profundos en relación con su musculatura sexual. Se trata a menudo de unos sentimientos · mucho más intensos que los que se asocian con los músculos de otras partes del cuerpo. Cuando la gente empieza a prestar atención a su musculatura pelviana, ocurre a menudo que se desencadenan unas intensas sensaciones junto con el recuerdo de significativos acontecimientos interpersonales. En el llamado análisis bioenergético, esta clase de memoria suele producirse coincidiendo también con la liberación de la tensión en otras partes del cuerpo.

Judy tenía cuarenta y tantos años cuando empezó a practicar ejercicios con el miógrafo vaginal para combatir una incontinencia urinaria. Cuanto más mejoraban sus músculos, tanto más desdichada se sentía. Al final, dejó de practicar los ejercicios. Su terapeuta le aconsejó que pensara en las «ventajas» de una debilidad de la musculatura pubococcígea. Judy no tardó en recordar un acontecimiento importante. Hacía unos años, se había enamorado de un hombre que trabajaba en su oficina. Durante meses, había permanecido sentada frente a la máquina de escribir, soñando despierta acerca de él y contrayendo el músculo pubococcígeo. Un día el «Sr. Maravilloso» se fijó en Judy y empezó a mostrarse amable con ella. Cuanto más amable se mostraba, tanto más se inquietaba ella. A Judy le gustaban las fantasías, pero la posibilidad de unas «relaciones»

155

efectivas se le antojaba impensable. Empezó a aso-
ciar las contracciones de la musculatura pubococcí-
gea con sentimientos inmorales y peligrosos. Varios
años después de aquellas relaciones no consumadas,
los mismos sentimientos de inmoralidad y peligro
afloraron de nuevo a la superficie cuando Judy em-
pezó a practicar ejercicios con el músculo pubococ-
cígeo para corregir su problema de vejiga.

La historia de Judy demuestra la importancia
que reviste comprender las posibles complicaciones
derivadas del adiestramiento del músculo pubococcígeo. No es insólito que los ejercicios desencadenen
antiguos recuerdos y temores que puedan reque-
rir asesoramiento profesional o, por lo menos, la
paciente comprensión de un buen amigo. Los profesionales que son expertos en el adiestramiento
muscular deberían estar en condiciones de descubrir
y hacer frente a la «resistencia». Por regla general,
es aconsejable reducir el adiestramiento muscular
y prestar atención a las emociones que éste produce,
antes de seguir adelante.

Otro problema que hay que tener en cuenta cuando se ayuda a las personas a ejercitar su musculatura pubococcígea es el de la facilidad con la cual
los pacientes pueden asociar la sensación de bienes-
tar recientemente adquirida con la persona que se
encuentra presente cuando ello ocurre. De esta misma manera, suele ocurrir que los cantantes se ena-
moren de sus profesores. Ello se produce porque,
cuando se abre la garganta, se abre también la zona
pelviana, dando lugar a unas intensas sensaciones
sexuales. Los cantantes creen a veces que las agradables sensaciones que ellos mismos han creado con
su propia actividad se deben a la persona que les
ha ayudado a utilizar sus músculos de una manera
distinta. Lo mismo puede suceder y sucede cuando
se ayuda a alguien a aprender a utilizar su muscula-

tura pubococcígea. En todos los tipos de actividad profesional, los terapeutas tienen que conocer estos fenómenos y saber tratar sus propias reacciones emocionales y las de sus clientes con tacto, comprensión e integridad profesional.

Al comienzo de nuestra descripción de los músculos pelvianos, hemos mencionado otro grupo de músculos más profundos que, como el tercio interior del músculo pubococcígeo, están inervados por el nervio pelviano. Se trata de los músculos del útero. Cuando estaban realizando investigaciones acerca del papel desempeñado por los músculos internos en la eyaculación femenina, Perry y Whipple inventaron un miógrafo uterino que, al igual que ocurre con el tapón cervical, se ajusta directamente al cuello de la matriz. Unos sensores electromiográficos se fijan en el borde del tapón, consiguiéndose con ello analizar la actividad muscular del útero (sin utilizar los procedimientos más agresivos desarrollados por los investigadores ingleses).[12]

Utilizando este dispositivo, Perry y Whipple descubrieron que dos de las veinte mujeres que habían participado en uno de sus proyectos de investigación eran capaces de contraer *independientemente* o bien el músculo pubococcígeo o bien los más profundos músculos uterinos. Las otras dieciocho mujeres siempre utilizaban ambos grupos conjuntamente.

La posibilidad de la existencia de dos grupos musculares internos independientes era fascinante porque contribuía a explicar el mecanismo subyacente de las distintas clases de orgasmos así como de la eyaculación femenina. Van de Velde ya lo había afirmado claramente en 1926: «Las mujeres tienen que aprender a mover los músculos *por separado* y a utilizarlos ya sea simultáneamente o bien en sucesión».[13]

El papel de los músculos pelvianos externos, mencionados al comienzo de este capítulo, reviste también importancia en la respuesta sexual. Existen pruebas clínicas que lo demuestran y el estudio de Ladas titulado «Las mujeres y el análisis bioenergético» lo confirma ulteriormente.

Existen, además, pruebas antropológicas. Malinowski, por ejemplo, describió otro juego de la cuerda de los isleños de Trobriand que ilustra la importancia del libre movimiento de la pelvis en ambos componentes de la pareja: «Las cuerdas se extienden de tal forma que el lazo central, que representa los órganos genitales, se mueve rápidamente hacia arriba y hacia abajo y de derecha a izquierda, lo cual... es un símbolo del característico movimiento de la unión sexual».[14]

En su «Movimiento y sensación en la sexualidad», el psiquiatra Alexander Lowen escribió:

> En una saludable unión sexual se combinan las intensas sensaciones con unos fuertes y activos movimientos ... ello es cierto tanto en el hombre como en la mujer. En el acto del coito propiamente dicho, las sensaciones y los movimientos se hallan tan amalgamados ... que el acto en su totalidad constituye una unidad de expresión emocional.[15]

El movimiento depende de los músculos. La capacidad de moverse rítmicamente y de conservar los movimientos voluntarios e involuntarios depende de flexibilidad y la fuerza musculares. Tal como ocurre con el músculo pubococcígeo, cuando los músculos externos están demasiado flojos, éstos no pueden funcionar y pierden su sensibilidad. Cuando están demasiado tensos, con carácter crónico o bien transitorio, no pueden moverse libremente y se registra también una pérdida de sensibilidad. Según Lowen, el «placer cinestético», que adquiere más importancia en la segunda fase del acto sexual, «depende de la movilidad de la pelvis». (Lowen considera que el contacto sensorial de todo el cuerpo es esencial en la primera fase.) Si la pelvis no puede oscilar libremente, «como la libre oscilación de una pierna colgante», el ritmo del movimiento pelviano no puede intensificarse y la sensibilidad sexual disminuye.

Existen varias maneras de bloquear la movilidad pelviana. La tensión crónica puede «unir la pelvis inferiormente con los muslos y superiormente con la columna vertebral», obligando a la persona a mover todo el cuerpo a la vez. Ello reduce la sensación y dificulta los movimientos necesarios para el placer y el estímulo de los órganos sexuales internos. La gente suele compensarlo de diversas maneras. A veces contraen los músculos de las nalgas y empujan con la pelvis, en lugar de permitir que se produzca un movimiento natural. A veces, empujan la pelvis hacia adelante, contrayendo los músculos abdominales. Según Lowen, ambas maniobras tienden a obstaculizar la corriente de sensaciones y la plenitud de la satisfacción.

Algo muy parecido puede ocurrir si los músculos se debilitan o se aflojan o bien se atrofian por falta de uso, tal como sucede con el músculo pubococcígeo. Con unos músculos débiles o atrofiados, resulta difícil llegar a mover la pelvis y no digamos si hay que hacerlo durante un período de tiempo suficientemente largo.

La movilidad del cuerpo en general resulta negativamente afectada cuando la parte inferior del cuerpo se disocia de la parte superior. En tal caso, los movimientos se fragmentan y la persona establece a menudo una separación entre la sexualidad y los sentimientos de ternura puesto que los músculos funcionan sin una airosa integración concomitante. Según la teoría bioenergética, cuanto ocurre a nivel psicológico ocurre también a nivel somático (corporal).

Los trastornos que se producen en los movimientos *involuntarios*, que, cuando las cosas se desarrollan como es debido, tienen lugar en el momento culminante de la experiencia sexual, son paralelos a los que se producen en el movimiento voluntario. Los músculos no están en condiciones de funcionar involuntariamente si no pueden hacerlo voluntariamente.

He aquí por tanto un breve resumen de las diversas e importantes maneras en que el tono de los músculos externos puede influir en la respuesta sexual tanto de los hombres como de las mujeres. Las mujeres que contestaron al primer cuestionario distribuido por Alice y Harold Ladas señalaron que la terapia las había ayudado a relajar los músculos en tensión y a tonificar los fláccidos. Un ochenta y uno por ciento de las terapeutas señaló que su experiencia del orgasmo mejoró de varias maneras significativas después del tratamiento. La importancia del tono muscular quedaba demostrada por el hecho de que la pelvis se movía más libremente en el cincuenta y cuatro por ciento de las participantes y en un cuarenta y tres por ciento de ellas era necesario un menor esfuerzo después del tratamiento. Ello condujo probablemente a un estímulo más eficaz del punto G así como a una mayor percepción de la sensación. Una de las participantes describió su experiencia en los siguientes términos:

Antes de la terapia estaba muerta. Tenía estas sensaciones y músculos como agarrotados. Siempre había padecido estreñimiento y pude comprobar lo contraída y tensa que tenía esta zona y la gran inquietud que experimentaba. Empecé a experimentar sensaciones que jamás había conocido. Empecé a tener una vida sexual y a experimentar orgasmos, y fue fantástico.

Otra mujer nos facilitó una ilustración más concreta de la importancia de una musculatura fuerte:

Cuando empecé a trabajar en el campo de la bioenergía, apenas podía montar a caballo, sosteniéndome con las piernas. Cuatro años más tarde, sin haber montado en el período intermedio, pude sostenerme fácilmente con las piernas. Además, de no tener orgasmos pasé a experimentar orgasmos mediante estímulo clitorídeo. Después empecé a experimentar orgasmos vaginales durante el acto sexual, pero sin demasiado movimiento. Ahora no necesito el estímulo clitorídeo. Cuando me suelto, noto como una sensación de fusión en la vagina, una sensación de «te quiero» que es de naturaleza vaginal. Los músculos no están en tensión y la sensación no es la misma que se experimenta cuando se empieza a producir la percepción.

Otra mujer dijo cosas tales como «puedo experimentar libremente el orgasmo varias veces y pedir la colaboración de mi pareja», «hay más conexión entre mi corazón y mis órganos genitales» y «es una experiencia corporal total más intensa, sin ninguna intervención de la mente».

Comentarios tales como «el orgasmo sube y baja de la cabeza a los pies», reflejan un cambio general en la movilidad corporal que depende no sólo de una mayor flexibilidad y tono de los músculos pelvianos sino también de los músculos de *todo el cuerpo*. Lo mismo puede decirse acerca de los comentarios a propósito de una mayor conexión entre el corazón y los órganos genitales y una menor participación de la mente. Cuando los músculos del cuello, el pecho y los hombros se mueven libremente, ocurren estas cosas.

Un terapeuta describió la relación entre la liberación de la musculatura pelviana externa y otras actitudes:

Al principio, muchas de las mujeres no sabían imponerse y no podían imponerse en sus vidas a causa de la tensión que registraban en la pelvis. Pero, después del tratamiento, empezaron a informar de que sus vidas sexuales estaban mejorando, que experimentaban orgasmos con más frecuencia y se sentían más relajadas.

Cuando se trabaja con personas para ayudarlas a relajar los músculos pelvianos contraídos, o bien los músculos contraídos de otras partes del cuerpo, algunos de los problemas que se han descrito al hablar del adiestramiento del músculo pubococcígeo entran también en escena y, con frecuencia, resultan todavía más difíciles de resolver. La ansiedad provocada por el placer es una realidad. Tal como dijo una mujer, «me moría de miedo porque nadie me había dicho que eso es lo que ocurre cuando empiezas a descongelarte y a experimentar todas estas maravillosas sensaciones». Otra señaló: «Creo que experimentaba un mayor placer sexual antes del tratamiento porque estaba más disociada de esta parte de mi cuerpo. Al establecer una conexión con ella en el transcurso del tratamiento, empecé a sentir más temor y más tensión e incluso a registrar períodos de frigidez. De todos modos, no fueron más que unos problemas transitorios».

No obstante, las personas pueden hacer muchas cosas por su cuenta para desarrollar, dilatar y ejercitar los músculos pelvianos externos al par de la musculatura pubococcígea, a menudo con considerables ventajas desde el punto de vista de la actuación sexual. Muchas culturas incorporan danzas como el hula o las danzas de Oriente Medio a las actividades diarias de forma tal que los músculos pelvianos se pueden identificar, fortalecer y controlar. En nuestra cultura, los bailes de discoteca pueden contribuir también al desarrollo de estos músculos.

En la actualidad, nadie sabe con certeza si el adiestramiento de los músculos externos ejerce alguna influencia en el estado del músculo pubococcígeo, si bien nosotros suponemos que sí. Lo que sí sabemos es que, cuando los músculos pelvianos son lo suficientemente fuertes y flexibles como para poder moverse libremente, es más fácil que se pueda estimular el punto G o el clítoris (o ambos a la vez) durante el acto sexual. Ello quedó confirmado por los resultados del segundo estudio llevado a cabo por los Ladas. Las analistas bioenergéticas y otras profesionales que contestaron al cuestionario opinaron que los únicos otros factores que revisten una importancia comparable son la posición utilizada en el transcurso del acto sexual y la intensidad de los propios sentimientos en relación con el compañero.

Muchas mujeres que participaron en el primer estudio de los Ladas informaron de que habían pasado del orgasmo a través del estímulo clitorideo al orgasmo a través de la penetración vaginal, sin necesidad de estímulo clitorideo:

Antes del tratamiento disfrutaba de un intenso placer sexual y tenía experiencias orgásmicas, pero era todo de origen clitorideo. Al cabo de cuatro años, empecé a experimentar orgasmos vaginales. Ya no había necesidad de estímulo manual clitorideo, aunque tal vez hubiera un poco de estímulo clitorideo durante el acto. El orgasmo era completamente satisfactorio y no tenía la sensación de perderme nada. Pero no quería que me dijeran que ahora no podría disfrutar del estímulo clitorideo porque a veces es muy agradable y lo deseo. Lo que ahora es cierto

*es que no necesito el estímulo clitorídeo para expe-
rimentar el orgasmo.*

Los comentarios de esta mujer nos recuerdan
que las personas experimentan más de una clase de
orgasmo... y que valoran la variedad de la experiencia sexual. No desean prescindir de una cosa en favor de otra. Todo lo cual nos lleva directamente al
capítulo 5.

5

Nuevas interpretaciones del orgasmo

En el ámbito de la sexualidad, el pluralismo es la esencia de la naturaleza. Si tomamos en consideración la diversidad, no sólo duplicamos con creces la realidad sino que podemos satisfacer también más adecuadamente nuestras necesidades al tiempo que apreciamos mejor los plurifacéticos prodigios de nuestro universo. Como cada copo de nieve, cada ser humano es único. Y lo mismo cabe decir de nuestra experiencia orgásmica.

Según el bioquímico Roger Williams, existe «en la biología humana y la medicina una necesidad de mayor atención a lo variable e individual».[1] El grupo de Kinsey lo reconoció así en 1948 cuando escribió:

> El mundo viviente es un conjunto en todos y cada uno de sus aspectos. Cuanto antes lo aprendamos a propósito de la conducta sexual humana, tanto antes podremos alcanzar una sólida comprensión de las realidades de la sexualidad.[2]

Desde entonces, nuestra comprensión del conjunto de la experiencia sexual humana se ha ampliado gracias a la labor de numerosos sexólogos. Si logramos vencer la tentación de lo adecuado, lo normal o lo sano, tal vez podamos ayudar a muchas más personas a disfrutar de sus propias experiencias personales con creciente placer y satisfacción.

En dos áreas por lo menos, la del régimen alimenticio y la de la sexualidad, todos los «expertos» afirman conocer la mejor solución y un considerable número de personas presta atención a lo que dicen. Lo cierto es que hay muchas maneras de disfrutar de la sexualidad, del mismo modo que hay muchas maneras de perder o ganar peso o de mejorar nuestra salud, cambiando los hábitos alimenticios.

Tras haber Kinsey llamado la atención sobre el clítoris como principal foco de la sensibilidad sexual en las mujeres, los estudios médicos y de laboratorio se concentraron en la tarea de descubrir el único mecanismo universal de respuesta sexual. Cuando Masters y Johnson anunciaron en 1966 que todos los orgasmos eran esencialmente iguales, muchas personas se sintieron aliviadas y adoptaron una postura todavía más dogmática que la de Masters y Johnson.

No era fácil discrepar públicamente de Masters y Johnson y sus seguidores, motivo por el cual, cuando presentaron su informe en la reunión de 1980 de la American Association of Sex Educators, Counselors and Therapists (Asociación Norteamericana de Educadores, Asesores y Terapeutas Sexuales), Perry y Whipple expusieron con cierta inquietud su teoría del «conjunto del orgasmo». Algunos meses después, en la reunión de noviembre de 1980 de la Society for the Scientific Study of Sex (Asociación para el Estudio Científico de la Sexualidad), los Ladas expusieron sus opiniones acerca del conjunto o continuo de las respuestas sexuales. Ésta fue la base inicial de nuestra colaboración. El estudio de los Ladas ponía en entredicho otra ortodoxia, es decir, la opinión bioenergética, análogamente limitada, sobre lo que tenía que ser el orgasmo: de origen vaginal, con participación de todo el cuerpo y con un solo orgasmo y no varios.

Dos factores se habían combinado para impedir que los investigadores alcanzaran un punto de vista objetivo. Los psicoterapeutas observaban los daños sufridos por las mujeres a las que se hacía sentir culpables, inferiores o decididamente inmorales por el hecho de gozar de sus clítoris, mientras que las feministas pensaban que el hecho de apartar de la vagina el foco de atención sexual era un nuevo y valioso medio de liberar a las mujeres de su excesiva dependencia de los hombres. En sí mismas, ambas observaciones eran interesantes, pero se convirtieron en unos obstáculos para aquellos investigadores que buscaban la verdad sobre la sexualidad femenina.

Nosotros preferimos seguir a Kinsey y considerar la experiencia del orgasmo como una parte de varios conjuntos distintos. Uno de ellos es el lugar que desencadena la respuesta: en las mujeres, el punto de Gräfenberg o el clítoris; en los hombres, el miembro o la próstata (y quizás también otros lugares en ambos sexos). Un segundo conjunto se refiere al tipo de respuesta que deriva del estímulo. ¿Es la actividad fisiológica siempre igual o se registran variaciones? ¿Hay un orgasmo o bien una serie de orgasmos? ¿Está la respuesta netamente concentrada en los órganos genitales o se halla difundida por todo el cuerpo? Otro conjunto tiene que ver con los sentimientos que acompañan la experiencia y que pueden oscilar entre el odio y la cólera, el dolor y la repugnancia o el amor y el éxtasis. La gama va desde el autoerotismo a través de objetos y animales hasta los seres humanos del mismo sexo o de sexos distintos. Las condiciones especiales pueden incluir las relaciones sexuales con una o con varias personas o con personas de distintas edades, configuraciones corporales o características físicas. Otro conjunto se refiere a la finalidad de la conducta sexual, que puede ser accidental, recreativa o bien expresión de un compromiso. Y hay todavía otros conjuntos. Aunque todos ellos constituyen importantes dimensiones de la sexualidad humana, sólo tres —el factor que desencadena la respuesta, el efecto de la respuesta y el grado de participación del cuerpo— caen dentro del ámbito de este libro.

En el capítulo 2 hemos hablado del punto G y del hecho de que casi todas las mujeres afirmen que el estímulo del punto G es muy distinto del estímulo del clítoris. Antes de localizar y definir el punto G, resultaba difícil hablar del estímulo vaginal sin producir una impresión de vaguedad y, a veces, de misticismo.

Una mujer que acudió al consultorio para someterse a un tratamiento sexual, ilustra muy bien este problema.

Susan, hija de un pastor, tenía dificultades para hablar sin turbación de sus órganos genitales. Cuando el terapeuta le habló del reciente descubrimiento del punto G, una sonrisa apareció en su rostro: «Eso es muy interesante —dijo—. Verá, nosotros hemos tenido este problema durante veintinueve años, pero a mí nunca me había parecido correcto mencionarlo. A Charles le gusta introducirme el miembro hasta el fondo, pero, a decir verdad, yo experimento más placer cuando sólo lo introduce unos seis o siete centímetros».

Prefería, evidentemente, que el extremo del miembro le estimulara el punto G. Su marido, que desconocía por completo esta zona, se introducía profundamente en ella cada vez. El terapeuta trazó un resumen de su problema: ¡Susan se había pasado veintinueve años haciendo marcha atrás al ritmo de cinco centímetros por acometida! Tras averiguar la existencia del punto G, la pareja encontró una nueva manera de comunicarse a través de los placeres sexuales y las distintas posiciones.

Ya hemos comentado hasta qué punto la suposición de Masters y Johnson acerca del carácter central del estímulo clitorideo se convirtió, en manos de populares escritores, en una «conclusión». En realidad, Masters y Johnson aceptaron la conclusión de Kinsey sin hacer demasiadas investigaciones al respecto. Todavía en la reunión anual de 1981 de la Asociación Norteamericana de Educadores, Asesores y Terapeutas Sexuales, William Masters repitió una vez más su convencimiento de que «todos los orgasmos entrañan el estímulo directo o indirecto del clítoris».

Nosotros no estamos de acuerdo. Hemos empezado a estudiar los informes de las mujeres que utilizan el área perineal como centro adicional de estímulo sexual... capaz de provocar el orgasmo. Aunque tanto el perineo como el clítoris se hallan conectados con el nervio pudendo, casi todas las mujeres pueden establecer una distinción entre ambas formas de estímulo. Tal como ocurre con el punto G, a menudo son necesarios varios minutos de estímulo inicial para que la interpretación mental sea claramente positiva. Tal como ocurre con la «señal de la vejiga» cuando se entra en contacto con el punto G, casi todas las mujeres asocian al perineo unas sensaciones no sexuales que es necesario superar para poder gozar de su placer intrínseco. (Dado que el estímulo del perineo puede ser una importante experiencia sexual para algunas mujeres, los médicos deberían pensarlo dos veces antes de practicar episiotomías de rutina para facilitar el paso de

169

la cabeza del niño durante las últimas fases del alumbramiento.)

Otra interesante variación de la teoría de «sólo el clítoris» es la actitud adoptada en la obra *A New View of a Woman's Body* (Nueva visión del cuerpo femenino). Los autores estaban molestos ante la habitual descripción del clítoris, calificado de diminuto botón situado a cierta distancia de la vagina, y se inventaron un nuevo vocabulario en el que las distintas partes anejas, conocidas hasta entonces exclusivamente con términos médicos, se incluían como formando parte del «conjunto» del clítoris en su sentido más amplio. Tal como se ha dicho anteriormente, la zona que nosotros llamamos punto G se convirtió en la «esponja uretral del clítoris». No se sabe si esta «nueva visión del clítoris» influirá en los círculos médicos, pero no cabe duda de que amplía el foco más allá del diminuto órgano que Kinsey y sus colaboradores acariciaban con los dispositivos en forma de rabillo de Q.

Pero, incluso en su limitada formulación tradicional, el clítoris es mucho más complicado de lo que la mayoría de investigadores ha reconocido. Una mirada a cualquier texto corriente de anatomía revela que, aparte las conexiones nerviosas primarias que la punta o glande del clítoris posee con el nervio pudendo, el eje y la raíz están conectados, según se cree, con el nervio pelviano situado en una zona más interior del cuerpo. Este hecho, pasado a menudo por alto por los investigadores sexuales, tiene importantes repercusiones y contribuye a explicar la gran variedad de respuestas que registran las distintas mujeres.

Casi todos los textos médicos dedican más atención a las descripciones del miembro viril que a las del clítoris, pero la calidad de la atención es limitada en ambos casos. Pocas personas tratan de explicar la naturaleza del estímulo masculino, como

170

no sea hablando de la «sensibilidad» del glande del miembro y, algunas veces, de la parte inferior del eje. Casi nunca se menciona —por lo menos en las publicaciones científicas— la sensibilidad sexual de la glándula prostática masculina. Adoptando el razonamiento que hemos comentado más arriba, este órgano debería ser rebautizado con la denominación de «esponja uretral del miembro» para tener en cuenta su significativa situación exactamente en la base del eje del miembro, hecho que a menudo se pasa por alto, exceptuando los casos en que la glándula se irrita o se infecta y requiere cuidados médicos. En la literatura pornográfica, por el contrario, la situación es muy distinta y en ella la sensibilidad de la glándula prostática se ha descrito a veces en términos que recuerdan los utilizados cuando se habla del punto G. No puede por menos que llamar la atención la similitud entre las descripciones del estímulo de la próstata y los informes facilitados por las mujeres que han descubierto el punto G. Ello no tiene nada de extraño si tenemos en cuenta que, al parecer, ambos elementos son restos evolutivos del mismo tejido.

La afirmación de que la sensibilidad de la próstata desempeña un papel significativo en la respuesta sexual masculina podrá sorprender a muchos lectores. De hecho, muchos hombres sólo asocian sensaciones negativas con su glándula prostática, derivadas a veces de la desagradable experiencia de un examen rectal realizado por el médico. Debido a eso, y también a las negativas relaciones que establecemos con las heces y el ano, la mayoría de los hombres occidentales nunca ha considerado que la glándula prostática formara parte de su aparato sexual, pese a la frecuencia con la cual los hombres experimentan trastornos sexuales debidos a intervenciones quirúrgicas en la próstata (de la misma manera que la zona del punto G ha resultado a menudo dañada en operaciones).

Consideramos, por ejemplo, el caso de este psicólogo:

Cuando oía hablar a las mujeres de sus experiencias con el estímulo del punto G, se quedaba perplejo ante su insistencia de que había un «lugar» concreto que, al ser tocado, producía una sensación mucho más agradable que el resto de la pared vaginal superior.

—Bueno —le dijo una enfermera—, ¿le han examinado a usted alguna vez la próstata?

—No —reconoció él.

Ella le indicó que se tendiera y le introdujo un dedo lubrificado.

—¡Uuuuy! —gritó él, mientras la enfermera localizaba rápidamente su próstata virgen.

La sensación que experimentó fue la de un dolor punzante y pensó que le habrían pinchado la próstata con una uña muy larga. Quiso examinar el dedo de la enfermera y se quedó asombrado al comprobar que ésta llevaba las uñas muy cortas.

—¿Cómo he podido estar tan equivocado? —se preguntó.

Como psicólogo, conocía la respuesta: las sensaciones corporales —o, mejor dicho, la interpretación de las mismas por parte del cerebro humano— son siempre «aprendidas». Le pidió a la enfermera que repitiera el procedimiento. Esta vez los resultados fueron muy distintos. No experimentó un dolor agudo y ni siquiera un dolor apagado. Aunque la idea de un dedo hurgando en su ano se le antojaba «rara», tuvo que reconocer que la sensación era agradable. Es más, muy pronto empezó a parecerle estupenda.

Más tarde comentó lo que esta experiencia le había enseñado. Cuando le tocaron la próstata, pudo

172

aislar unas sensaciones asociadas con una conocida experiencia sexual: la eyaculación. Descubrió que siempre había estado familiarizado con la próstata que él identificaba como «la base del miembro» y que siempre pulsaba durante un orgasmo eyaculatorio.

Sus observaciones nos indujeron a estudiar el papel de la próstata en la actuación sexual masculina y nos demostraron también ulteriormente que, en conjunto, los hombres y las mujeres son más parecidos de lo que hasta ahora se había imaginado.

Tras haber empezado Perry y Whipple a comentar el papel del estímulo prostático en los círculos científicos, muchos homosexuales coincidieron en que los autores «habían dado en el blanco». Aunque ello raras veces se comenta abiertamente, la principal satisfacción que proporciona el papel «receptivo» en el acto anal masculino consiste en el estímulo directo de la glándula prostática del «receptor» por parte del miembro de su compañero. Se trata de otro curioso paralelismo entre hombres y mujeres. La misma «penetración por detrás» que, según Elaine Morgan facilita el contacto del miembro con la «pared ventral» de la vagina (es decir, con el punto G), facilita también el contacto con la próstata masculina. De hecho, uno de los motivos de que algunos hombres disfruten de las relaciones homosexuales es el hecho de que éstas ofrecen a menudo un estímulo de la próstata más frecuente que el que ofrecen las relaciones heterosexuales. (Es curioso señalar a este respecto que, en un principio, una comunidad lesbiana de Miami influyó muchísimo en las investigaciones de Perry y Whipple sobre la eyaculación femenina y la situación del punto G.)

Los hallazgos publicados por Perry y Whipple en 1980 tuvieron la originalidad de identificar varios lugares de la vagina en los que podía producirse el orgasmo femenino. Las anteriores investigaciones, como las de Masters y Johnson, se proponían la finalidad de descubrir los aspectos «esenciales» comunes a todos los orgasmos sexuales. En su intento de aislar estos factores comunes, pasaban necesariamente por alto muchas cosas que no se ajustaban al esquema y rechazaban buena parte de la información que no encajaba con sus creencias iniciales (como, por ejemplo, la conveniencia de estudiar a las mujeres que se masturbaban sin tocarse el clítoris).[3] Ello les permitió encontrar lo que andaban buscando: un esquema común a todas las mujeres que habían estudiado. Sin embargo, no estaban en condiciones de extraer de sus resultados conclusiones generales aplicables al resto de las mujeres dado que su muestra no las abarcaba a todas.

Casi todas las personas que leyeron los informes de Masters y Johnson cometieron el error de interpretar los resultados de Masters y Johnson en el sentido de que éstos habían «descubierto» o «demostrado» que «todos los orgasmos son iguales».[4] En realidad, el carácter unitario del orgasmo no era un «hallazgo» sino una «suposición».

Desde que se publicaron los resultados de los estudios de Kinsey, los hombres y las mujeres empezaron a actuar de acuerdo con la información oficial que rápidamente se incorporó a la literatura popular. Curiosamente, las personas más cultas y con más acceso a la información impresa fueron las que más se dejaron influir por la doctrina de que todos los orgasmos son iguales y derivan del estímulo del clítoris.

El doctor Irving Singer, profesor de filosofía en el Massachusetts Institute of Technology, señaló que Kinsey distinguía entre dos «sistemas de costumbres»[5] diferentes. Kinsey describía un comportamiento que entrañaba «unos prolongados juegos preliminares al coito, una considerable variedad de téc-

174

nicas, un máximo de estímulo antes de la cópula, cierta demora tras haber realizado la unión y, finalmente, un orgasmo simultáneo en el varón y la mujer».[6] Con la excepción de este último elemento, ello constituye también el único ideal propugnado por la terapia sexual de Masters y Johnson.

En contraposición a éste, hay otro «sistema» que estriba en el coito directo puro y simple, alternativa sancionada en la ley anglo-norteamericana, que se ridiculiza por medio de la frase «tris, tras, adiós, muy buenas» y que, sin embargo, se practica comúnmente entre las clases trabajadoras y los estratos menos educados de la población. Tal como Singer observó, las personas que se inclinaban por esta clase de comportamiento sexual fueron sistemáticamente excluidas de las investigaciones de Masters y Johnson, centradas en buena parte en mujeres con estudios superiores. Uno de los motivos de la amplia variedad de respuestas que se observa en las cartas publicadas en este libro y que se refieren al estímulo del punto G y a la eyaculación femenina pueden ser los diversos antecedentes de las mujeres que las escribieron.

Había algunas intelectuales, sin embargo, que preferían también el «simple coito directo». Al cabo de unos diez años de silencio, a partir de la publicación de las obras de Masters y Johnson, querían hacer valer sus propias opiniones y afirmar que, a pesar de las teorías, experimentaban la sexualidad de otra manera distinta. Una psicóloga, por ejemplo, escribió lo siguiente: «He hallado a menudo en la bibliografía profesional afirmaciones que contradecían mi propia experiencia y que no me han ayudado a comprenderla». La mujer era hija de un antropólogo especializado en el estudio comparativo de los hábitos sexuales y había crecido buscando las relaciones sexuales orientadas hacia el coito que son típicas de muchas otras culturas. Sólo años más tarde aprendió a manipularse el clítoris directamente y, aunque todavía lo hace algunas veces, sigue prefiriendo el orgasmo claramente distinto que es el resultado del acto sexual.

Las mujeres que insisten en afirmar que todos los orgasmos son iguales están diciendo probablemente 1) la verdad acerca de sí mismas y 2) se equivocan acerca de las demás personas en general. Sólo las mujeres capaces de experimentar ambos tipos de orgasmo pueden resolver la cuestión. Afortunadamente, ya están empezando a conseguir que las escuchen. Una mujer, por ejemplo, nos escribió:

Yo experimento con toda certeza dos tipos de orgasmos muy distintos. Uno procede del estímulo directo del clítoris y zona circundante. Parece que se produce rápidamente y que no es tan intenso ni prolongado. El otro orgasmo se produce a través del acto sexual. Yo lo llamo «orgasmo interno». El mejor orgasmo interno lo experimento estando el hombre encima y yo tendida debajo. Otra posición que me provoca muy rápidamente un orgasmo interno es aquella en la que el hombre se sienta en una silla y yo me siento encima suyo, el uno de cara al otro.

Otras mujeres observan que experimentan esta clase de orgasmo más fácilmente cuando permanecen tendidas encima de sus parejas. Una de ellas nos escribió, diciendo que «siempre disfrutaba más de la sexualidad cuando ella estaba encima porque, de esta manera, era mucho más fácil (¡y mejor!) experimentar un orgasmo».

Otra mujer dijo:

Hace tiempo que experimento dos clases distintas de orgasmo y aprendí a distinguirlos tras haber conocido el orgasmo clitorídeo por medio del uso de un vibrador. Con anterioridad, el acto sexual me producía placer y satisfacción, pero siempre me preguntaba si no habría tal vez otra cosa. Desde que he descubierto que soy capaz de experimentar dos clases de orgasmos muy distintos pero igualmente satisfactorios las sensaciones que me produce la sexualidad se han intensificado muchísimo. Deberían ustedes proseguir sus investigaciones en bien de aquellos que no lo saben o que, como yo, agradecerán que unos profesionales reconozcan algo que ellos ya saben desde hace tiempo.

Al parecer, se trata de una calle de doble dirección. Curiosamente, nosotros estábamos mejor dispuestos a creer las afirmaciones de las mujeres que decían experimentar dos clases de orgasmos debido a que las pruebas de nuestro laboratorio confirmaban sus puntos de vista.

El difunto psicólogo humanista doctor Abraham Maslow señalaba que se habían formulado demasiadas teorías basadas en el estudio de «personas enfermas», es decir, de pacientes mentales. Sugería la conveniencia de que los teóricos se dedicaran a estudiar a las personas más automotivadas y autoafirmadas, a las que él llamaba «autoactualizadas». En 1978, Perry decidió aplicar una estrategia similar a las investigaciones sexuales, reproduciendo en sujetos de laboratorio los datos relativos a las contracciones musculares facilitados por Masters y Johnson. Preguntó a unos estudiantes universitarios cuáles eran las mujeres más sexualmente atractivas de la universidad. Se repitieron varios nombres y entonces él invitó a las que habían resultado «ganadoras» sin saberlo a convertirse en sujetos de investigación pagados y una de ellas aceptó.

En una prueba escrita sobre interés sexual, recibió la máxima puntuación posible. También demostró un buen control de su musculatura pubococcígea, que era muy fuerte. Al principio, durante la masturbación, su musculatura reveló unos normales y esperados aumentos de tensión. Pero, al intensificarse la excitación, la actividad del músculo pubococcígeo cesó de repente. Los técnicos del laboratorio supusieron que el sujeto estaría haciendo una pausa... hasta que se encendió la luz indicadora de que la mujer estaba experimentando un orgasmo.

Al hablar con ella más tarde, nos aseguró que sabía lo que era un orgasmo y que había experimentado un orgasmo perfectamente normal. ¿Se equivocaba, mentía o había experimentado un orgasmo «distinto» del tipo que Masters y Johnson habían descrito y definido como «normal»? Al fin y al cabo, la habían elegido no por ser normal sino por ser «supernormal».

Perry se quedó perplejo. Conocía la teoría de Singer que describe «tres tipos de orgasmo»: el «vulvar», que corresponde al tipo unitario de Masters y Johnson; el «uterino», en el que se produce movimiento en el cuello de la matriz; y el «mixto», en el que se incluyen elementos de los dos anteriores. Pero, como otros investigadores del momento, no se atrevía a creer a nadie que criticara a Masters y Johnson, y hasta que no se asoció a Whipple para la realización de un estudio acerca de la «eyaculación femenina» en 1979, no empezó a considerar la posibilidad de existencia de otras clases de orgasmo.

Casi todas las mujeres que eyaculan afirman que su orgasmo con eyaculación es muy distinto de los orgasmos provocados por el estímulo del clítoris. Hay, ciertamente, una gran variedad de estilos orgásmicos entre las mujeres que eyaculan y una pequeña minoría, quizás un diez por ciento, insiste en que sólo eyacula cuando le estimulan el clítoris oralmente. (La proximidad del rostro de la pareja al líquido eyaculado por la uretra solía ser la razón de que se percataran por primera vez de que habían

178

eyaculado.) Otro grupo más numeroso informa de
que sólo eyacula durante los actos sexuales excep-
cionalmente apasionados. Aunque las mujeres raras
veces ofrecen informes de primera mano acerca del
origen de la eyaculación, su experiencia encaja con
la teoría de Singer de los orgasmos «uterinos» u orgasmos más profundos debidos al «movimiento del
cuello del útero».

El grupo más útil con vistas a la formulación de
una nueva teoría sobre la sensibilidad vaginal ha
sido el de las mujeres, lesbianas o no, que insisten
en que sólo eyaculan en respuesta al estímulo directo de su punto G mediante los dedos de su pareja. Tal como se ha señalado anteriormente, estas
mujeres no sólo fueron inicialmente responsables de
que nuestra atención se centrara en dicho punto
como foco de excitación sexual distinto del clítoris
sino que, además, nos ofrecieron la primera prueba
inequívoca de que el «punto» tiende a dilatarse a
medida que prosigue el estímulo sexual. Por último,
estas mujeres informaron de que, en el momento de
producirse el orgasmo con eyaculación, la vagina experimentaba una transformación espectacular.

Dos fenómenos se observaron repetidamente. En
primer lugar, no se produce la «plataforma orgásmica» o constricción de la entrada vaginal que es
característica del orgasmo descrito por Masters y
Johnson. Estas mujeres afirmaron que, en lugar de
contraerse, la musculatura vaginal se relaja y la entrada se abre. (Es posible que se produzca la plataforma orgásmica, por lo menos en el sentido de que
se observa cierta tumefacción de los tejidos en la
entrada de la vagina, pero que el efecto de la relajación del músculo pubococcígeo y la expansión de
la entrada sea tan grande que anule o, cuando menos, atenúe esta tumefacción.)

En segundo lugar, se registra un hecho mucho
más espectacular que consiste en la ausencia del

«efecto de tienda de campaña» descrito por Masters y Johnson y que se produce durante los orgasmos de origen clitorideo cuando la parte interna de la vagina se destiende a menudo como un globo debido a la elevación del útero en el interior del abdomen. A veces, durante este tipo de orgasmo, la musculatura pubococcígea se contrae extraordinariamente mientras que la porción interior de la vagina se dilata tanto que se pierde todo contacto con el miembro. (Este efecto se nota más claramente cuando se tantea con un dedo.) Aunque Masters y Johnson bautizaron este fenómeno con la denominación de «efecto de tienda de campaña», lo que ellos describían se parece más bien a una tienda invertida.

Durante el orgasmo con eyaculación a menudo se produce la reacción contraria. En lugar de producirse una elevación y dilatación de la porción interna de la vagina, parece que el útero es empujado hacia abajo y la porción superior de la vagina se comprime. Muchas mujeres que eyaculan describen algo parecido a la maniobra de Valsalva, es decir, la presión hacia abajo que suele asociarse con la evacuación intestinal. Perry y Whipple acuñaron el término de «efecto de marco» para distinguirlo del «efecto de tienda de campaña» invertida y para proporcionar un símbolo claro de la diferencia que existe entre ambos. Muchas mujeres que eyaculan afirman que la presión hacia abajo de los órganos internos empuja a menudo hacia afuera la mano que está estimulando el punto G. Se nos ha dicho también que, durante esta clase de orgasmos, el miembro es empujado a veces fuera de la vagina. Un hombre señaló que había experimentado este tipo de respuesta y que se había sentido no sólo expulsado sino también abatido. «Fue desagradable encontrarme de repente en la estacada en el momento en que ella experimentaba el orgasmo, y para ella también fue penoso. Al principio, pensé que tenía un miem-

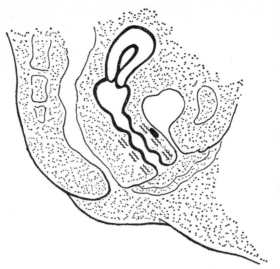

(Invertido) «Efecto de tienda de campaña» descrito por Masters y Johnson.

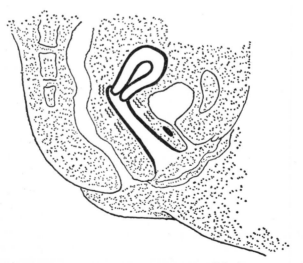

«Efecto de marco» descrito por Perry y Whipple.

181

bro demasiado pequeño, pero después aprendí a disfrutar del placer que a ella le producía este tipo de respuesta».

El efecto de marco no es una característica exclusiva de los orgasmos con eyaculación. Una mujer que no eyacula nos describió los dos tipos de orgasmos masturbatorios que ella experimentaba:

Yo tengo dos vibradores y utilizo uno de ellos para una clase de orgasmo y el segundo para otra. Cuando quiero experimentar un orgasmo «clitorideo» normal, me estimulo el clítoris y los labios con un modelo de gran tamaño que zumba como un condenado. Pero a veces quiero otra cosa. Tengo un pequeño vibrador en forma de bala que sólo mide unos diez centímetros de longitud y que se desliza por completo al interior de la vagina. ¡Me cosquillea el punto G y, cuando experimento el orgasmo de esta manera, mi pequeño vibrador es expulsado al exterior como un misil!

Al reunir las pruebas que apuntaban la posibilidad de existencia de más de una clase de orgasmos, tuvimos que incorporar varios bloques de datos. Teníamos, en primer lugar, los informes subjetivos de muchos hombres y mujeres que insistían en afirmar que habían experimentado por lo menos dos «clases» de orgasmo. Muchos de ellos decían que estas dos clases estaban asociadas con el estímulo de áreas genitales distintas. En segundo lugar, contábamos con nuestras propias pruebas de laboratorio en las que algunas mujeres afirmaban haber experimentado orgasmos satisfactorios *sin* las características contracciones de la plataforma orgásmica. Y, en tercer lugar, nos enfrentábamos con el hecho indiscutible de la eyaculación femenina, sobre todo en respuesta al estímulo del punto G. Un vistazo a cualquier texto de anatomía demuestra que no existe ninguna vía nerviosa directa entre el punto G y el nervio pudendo y tampoco entre el nervio pudendo y el útero y otros órganos internos. Puesto que el punto G está conectado con la columna vertebral a través del nervio pelviano, que también inerva la vejiga y el útero, nosotros llegamos a la conclusión de que ésta debe ser la vía que interviene en los orgasmos con eyaculación y los demás orgasmos «internos».

Nuestra concentración en el nervio pelviano nos permitió, averiguar también las respuestas a otras preguntas. El nervio pelviano es uno de los más complejos del cuerpo humano y una de sus principales ramas, llamada plexo hipogástrico, se extiende hacia arriba desde los órganos internos hasta la porción mediana de la columna vertebral. La trayectoria del plexo hipogástrico sugiere la existencia de una conexión entre la actividad del músculo pelviano y la interrupción de la respiración (apnea) que Josephine e Irving Singer han descrito como una típica característica de lo que ellos llaman orgasmos «uterinos».[7]

La actividad del nervio pelviano permite explicar también las experiencias sexuales de las personas que padecen lesiones en los segmentos inferiores de la columna vertebral. Si en la transmisión de las sensaciones sexuales sólo interviniera el nervio pudendo, cabría esperar una total ausencia de sensaciones sexuales en dichas personas, cosa que no ocurre, lo cual permite suponer que el plexo hipogástrico es su vía nerviosa sexual. Una estudiante de treinta y tantos años de una escuela de graduados universitarios nos escribió:

Soy parapléjica de busto para abajo debido a una lesión de la columna vertebral. Me interesan especialmente las investigaciones acerca del punto de Gräfenberg porque me ayudan a describir mi or-

gasmo y los médicos siempre me han dicho que no puedo experimentar un orgasmo «normal».

La importancia de los miembros pelviano y pudendo en la actividad sexual también ha sido confirmada con carácter independiente por parte de otros investigadores de todo el mundo.[8]

Perry y Whipple inventaron el miógrafo uterino para completar el miógrafo vaginal descrito en el capítulo 4 y permitir la medición simultánea de las contracciones del músculo pubococcígeo y del músculo uterino. A diferencia del electrodo interno que utilizaban otros investigadores y que no permitía establecer la procedencia de las señales musculares, su método exigía la colocación de un total de seis electrodos electromiográficos en el interior de la vagina. Los tres del miógrafo vaginal estaban situados directamente en la plataforma orgásmica o músculo pubococcígeo. Otros tres electrodos se fijaban al cuello de la matriz mediante la succión del miógrafo uterino. Un solo electrodo sería sensible por igual a las señales musculares de la entrada vaginal y a las de la porción más interna de la vagina y no permitiría establecer ninguna diferencia entre ellas. Sería como escuchar una grabación estereofónica con auriculares monofónicos. Se podrían oír todas las notas, pero no se podría establecer la dirección de la que procedían.

Una investigación piloto llevada a cabo con esta combinación de seis sensores permitió alcanzar unos resultados muy alentadores. En uno de los experimentos, un estímulo intenso de la punta del clítoris con un vibrador dio lugar a una actividad del músculo pubococcígeo dos veces superior a la del útero, mientras que un estímulo manual más lento del clítoris produjo el resultado contrario.[9] Es posible que el estímulo más lento produzca más efecto en el eje y la base del clítoris, conectados con el nervio pelviano, mientras que el nervio pudendo tal vez sea más sensible al estímulo de la punta del clítoris. Estos resultados están de acuerdo con nuestra «teoría de los dos nervios».

En otro estudio, Perry y Whipple observaron a un sujeto de investigación que afirmaba experimentar con regularidad dos clases de orgasmos, uno «superficial», provocado por el estímulo del clítoris, y un orgasmo uterino más profundo que alcanzaba únicamente a través del acto sexual «cuando los lazos afectivos son muy intensos». La masturbación clitoridea dio lugar a una reacción muy leve en el cuello de la matriz (10), pero el estímulo del punto G provocó una respuesta orgásmica de 14 microvoltios.[10]

Tras revisar las tres categorías y las pruebas experimentales de los Singer, Perry y Whipple propusieron un esquema alternativo en el que los orgasmos femeninos se presentaban como un conjunto de elementos. En un extremo se encontraban los orgasmos «exteriores» o clitorideos, con especial participación del músculo pubococcígeo, y, en el otro extremo, estaban los orgasmos «más profundos» o «uterinos» descritos por Singer. En la siguiente tabla (p. 186) se incluyen ambas categorías:

La columna de la izquierda se refiere al orgasmo «vulvar» descrito por Masters y Johnson. Los freudianos lo denominan «clitorideo» porque el clítoris es el desencadenante común del estímulo. La manifestación más obvia de la respuesta sexual son las contracciones rítmicas del músculo pubococcígeo.[11]

A la persona que lo experimenta, este orgasmo le parece centrado en los órganos sexuales superficiales o un poco por debajo de la superficie. El grado hasta el cual responde todo el cuerpo es un conjunto enteramente aparte. Puede oscilar entre unas leves contracciones clónicas localizadas en los órganos genitales y unas vibraciones de todos los

185

CONTINUO DE RESPUESTA ORGÁSMICA DE PERRY Y WHIPPLE

Referencia	1	2	3	4	5	6	7	8	9	10
Categorías de Singer	Orgasmo vulvar				Orgasmo mezclado			Orgasmo uterino		
Foco de respuesta muscular	Músculo pubococcígeo				Ambos			Útero		
Punto desencadenante común	Clítoris				Varios			Punto G		
Nervio principal que interviene	Nervio Pudendo				Ambos			Nervio pelviano y plexo hipogástrico		
Número de orgasmos	Uno o varios				Uno o varios			Uno: conclusivo		
Foco de experiencia	Plataforma orgásmica				Vaginal			Útero y órganos pelvianos		
Equivalencia masculina	Orgasmo sin emisión de semen				Típico orgasmo con eyaculación			Emisión sin eyaculación		
Nombres comunes	Orgasmo clitorídeo				Orgasmo vaginal			Orgasmo vaginal		

músculos del cuerpo. Lo más corriente, sin embargo, es que esté bastante localizado. Los orgasmos de este tipo se producen fácilmente en algunas mujeres mediante el estímulo con un vibrador:

Un sujeto de investigación se masturbó con su vibrador mientras se controlaba la actividad del músculo pubococcígeo a través de la miografía vaginal. Durante una hora, registramos aproximadamente unos setenta orgasmos moderados, consistentes en unas seis a doce contracciones del músculo pubococcígeo en la forma descrita por Masters y Johnson. El sujeto señaló que en su casa experimentaba a veces unos doscientos orgasmos de esta clase... que, sin embargo, no le resultaban muy satisfactorios desde el punto de vista emocional.

En el otro extremo del continuo se encuentran los orgasmos que Singer denomina «uterinos» y otros autores llaman «profundos». Algunos orgasmos «vaginales» podrían incluirse en esta categoría, pero observarán ustedes que el término *vaginal* aparece también en la columna del centro. Aunque este orgasmo mezclado se produce casi siempre en respuesta a las arremetidas del miembro durante el acto sexual, también se ha observado que se produce como respuesta al estímulo manual directo del punto G, sobre todo en las mujeres que eyaculan.

Nosotros hemos aventurado la hipótesis de que el punto G pueda ser el centro nervioso o el punto focal del estímulo en esta clase de orgasmo y de que el nervio pelviano y el plexo hipogástrico constituyan las principales vías nerviosas. La respuesta se percibe siempre en el útero, aunque también puedan participar las estructuras pelvianas adyacentes (la porción superior de la vagina, la vejiga y las estructuras y músculos de sostén), sobre todo cuando se produce eyaculación.

Las mujeres que han dado a luz tienen más probabilidades de experimentar este tipo de orgasmo que las demás.[12] Puesto que muchas mujeres sólo adquieren una clara conciencia sensorial de su útero tras el embarazo, la relación no resulta nada extraña. Hemos entrevistado también a mujeres que habían sufrido histerectomías, las cuales afirman que el orgasmo se produce en el lugar ocupado previamente por el útero.

Singer señala que el orgasmo «uterino» suele producir saciedad y ser conclusivo. Es decir, que, cuando se ha experimentado este tipo de orgasmo, se tarda muchas horas en desear o necesitar otro. El doctor Julian Davidson, de la Universidad de Stanford, autor de una «hipótesis bipolar» de la sexualidad humana que complementa nuestra teoría del continuo, aventuró la posibilidad de que esta clase de orgasmo desencadenara un mecanismo muscular de saciedad.[13] No obstante, teniendo en cuenta que buena parte del comportamiento sexual humano es adquirido y no está regido por las hormonas u otros factores fisiológicos, Perry y Whipple opinan que el carácter conclusivo de algunos orgasmos puede ser también un comportamiento adquirido. Es muy probable que así sea porque se ha demostrado que algunas mujeres que eyaculan experimentan lo que podríamos llamar unos «orgasmos múltiples con eyaculación», que a veces duran una hora o más, en respuesta a un estímulo continuado del punto G.

Volviendo a la tabla, aunque teóricamente se puedan describir casos «puros» de los dos extremos del continuo o conjunto orgásmico —orgasmos vulvares (referencia 1) y orgasmos uterinos (referencia 10)— nosotros creemos que la mayoría de las mujeres experimentan un tipo de orgasmo situado entre ambos extremos. Es decir, que *casi todos* los orgasmos son «mezclados» y pueden estar situados en cualquier punto del conjunto orgásmico. Por ejemplo, un orgasmo que teóricamente estuviera situado en la Referencia 3 del conjunto entrañaría un estímulo del clítoris mucho mayor que otro que estuviera situado en la Referencia 6. El hecho de que a menudo el eje del clítoris resulte estimulado durante el acto sexual, como Masters y Johnson han señalado, confirma ulteriormente la idea del orgasmo mezclado. Los nervios pudendo y pelviano se entrecruzan en la columna vertebral y en varios otros lugares, ofreciendo la posibilidad de que el estímulo sexual de un nervio se «mezcle» con la otra zona, lo cual podría ser otra explicación de los orgasmos mezclados.

El segundo estudio de Ladas confirma ulteriormente esta posibilidad. Más de tres cuartas partes de las participantes señalaron que experimentaban más de un tipo de orgasmo y más de una cuarta parte afirmó que experimentaba más de un tipo de orgasmo vaginal.

La tabla de respuestas orgásmicas se refiere principalmente al orgasmo femenino, pero hemos querido incluir también las equivalencias masculinas. En su interior, los hombres sólo difieren anatómicamente de las mujeres por la ausencia de útero y demás órganos reproductivos anejos. Su inervación y musculatura básicas son idénticas a las de las mujeres, con obvias diferencias en los órganos externos.

Nuestra impresión inicial es la de que los hombres aprenden muy pronto a experimentar orgasmos «mezclados» o típicos orgasmos masculinos con eyaculación. Puede parecer que la capacidad de experimentar un orgasmo con eyaculación es simplemente de origen biológico; sin embargo, esta teoría no tiene en cuenta que a casi todos los varones se les *enseña* activamente, a menudo por parte de sus compañeros, a masturbarse hasta alcanzar el orgasmo. Tanto si ello ocurre mediante «masturbaciones colectivas» como si se produce a través del intercambio de información en los patios de las escuelas, casi todos los adolescentes aprenden que es viril emitir líquido y que todavía es más viril emitir más líquido a mayor distancia.

Aunque casi todos los hombres están adiestrados a pensar que el único orgasmo verdadero consiste en la emisión de un chorro de líquido, otros han empezado a experimentar y cultivar el orgasmo sin emisión de semen que corresponde al orgasmo «vulvar» femenino y que incluye contracciones del músculo pubococcígeo. Otros han defendido el orgasmo más profundo y sin espasmos en el que, al parecer, se producen unas contracciones internas (a través del nervio pelviano) con cierto goteo de semen. Evidentemente, nosotros creemos que no existe una sola manera que sea apropiada para los hombres. No obstante, si los defensores de una u otra clase de orgasmo educaran a los hombres y a las mujeres a comprender que tienen a su disposición varias alternativas, no cabe duda de que ello sería muy util.

Un buen ejemplo a este respecto nos lo ofrece el orgasmo múltiple. Desde que Masters y Johnson demostraron que por lo menos los orgasmos «vulvares» que ellos estudiaron podían producirse, y de hecho se producían, muchas veces durante una sola sesión sexual, casi todos los expertos en la materia han asumido que los orgasmos múltiples son *teóricamente* posibles en todas las mujeres.

La teoría bioenergética afirma que los orgasmos múltiples son superficiales y poco satisfactorios... siendo la consecuencia de una incapacidad de refrenar la excitación de tal modo que ésta se pueda convertir en un orgasmo pleno.[14] Pese a ello, las mujeres que participaron en el primer estudio de los Ladas señalaron, en un setenta y dos por ciento de los casos, que experimentaban orgasmos múltiples y, entre ellas, un setenta y cinco por ciento afirmó que sus experiencias eran de carácter orgásmico y un cuarenta y dos por ciento que el análisis bioenergético había mejorado su experiencia del orgasmo múltiple. Sus aseveraciones sobre el orgasmo múltiple estaban en contradicción con la doctrina bioenergética oficial y, hasta que no se divulgó la teoría de Perry y Whipple, resultaba difícil explicar la razón. Observando la tabla del conjunto de respuestas orgásmicas, verán ustedes que los orgasmos múltiples se producen a menudo con orgasmos mezclados y no simplémente con orgasmos clitorideos.

Aunque se había demostrado que las mujeres eran capaces de experimentar orgasmos múltiples, se suponía que los hombres no estaban en condiciones de experimentarlos. Últimamente, sin embargo, algunos informes indican que los orgasmos múltiples son posibles en los hombres [15] y algunos hombres han señalado que la mayor satisfacción la alcanzan cuando experimentan toda una serie de orgasmos «más profundos» que culminan en una emisión final de semen. Para ello son necesarios ciertos requisitos: una musculatura pubococcígea en buen estado y tener el convencimiento de que no hay por qué darse por vencido, tras haber experimentado el primero. Una buena forma física es también importante.

Un hecho curioso de las recientes investigaciones sobre la sexualidad consiste en que hemos podido aumentar nuestro conocimiento de un sexo a través del estudio del otro. Nuestro conocimiento de la glándula prostática masculina sirvió para entender los informes acerca de aquella zona sensible de las mujeres que nosotros hemos denominado punto G. Nuestra comprensión del aspecto sexual del estímulo del punto G nos sugirió a su vez la conveniencia de reexaminar las posibilidades de placer sexual de la próstata masculina.

Otro comportamiento en el cual los hombres y

las mujeres son más parecidos que distintos tiene que ver con el grado en el que todo el cuerpo participa en el orgasmo. En la sexología tradicional, las palabras *clímax* y *orgasmo* se suelen utilizar con carácter intercambiable, sin que se establezca entre ambas ninguna distinción. Con ello se excluye la posibilidad de otro importante continuo de respuesta sexual que se extiende desde el clímax al orgasmo.

Wilhelm Reich estableció una distinción entre el *clímax*, una experiencia genital localizada, y el *orgasmo*, en el que participan no sólo la pelvis sino los músculos de todo el cuerpo. Una mujer de veintidós años que acudió a nuestro consultorio describió el contraste con mucha claridad:

No disfruto realmente de la sexualidad con Clifford porque no puedo percibir lo que él está experimentando. En el momento de mayor excitación, cuando experimenta el orgasmo, no emite ningún sonido. No puedo sentirle ni oírle respirar y cualquier cosa que suceda ocurre solamente en su miembro. Me avergüenza que yo haga, por el contrario, mucho ruido y mi cuerpo se mueva hacia adentro y hacia afuera como un acordeón. Eso me resulta muy agradable, pero no me siento suficientemente unida a él.

Si no participa todo el cuerpo, dijo Reich, no se alcanza una satisfacción completa y esta energía reprimida busca salida por otras vías a menudo destructivas.[16]

Un hombre que acudió a someterse a un análisis bioenergético dijo que experimentaba un terrible dolor de cabeza cada vez que mantenía relaciones sexuales. Este mismo hombre sufría dolores de cabeza cuando oía ópera porque el sonido de la voz humana le producía una reacción tan fuerte que todo su cuerpo «vibraba» (palabras textuales). Una vez libre de la tensión en la región occipital gracias a un tratamiento, el hombre pudo disfrutar tanto de las relaciones amorosas como de la ópera.

La «vibración», tal como dijo este hombre, es otro concepto que no aparece en la literatura sexológica, pese a que tanto en la poesía como en las historias de amor abundan las referencias a ella. En su obra *The Way to Vibrant Health* (El camino hacia una salud vibrante), Alexander y Leslie Lowen escribieron que «la vibración es la clave de la vitalidad. Un cuerpo sano se halla en constante estado de vibración tanto despierto como dormido... Un cuerpo viviente se halla en constante movimiento; sólo en la muerte permanece auténticamente inmóvil».[17]

Una mujer escribió:

Me resulta extremadamente importante tener las piernas libres durante el acto sexual... tienen que estar libres para que yo pueda alcanzar plenamente el orgasmo. Una vez alcanzo el clímax, las piernas necesitan poder vibrar para que se pueda producir el orgasmo. Si tengo las piernas inmovilizadas, la parte superior del cuerpo se estremece y el orgasmo no es tan intenso ni agradable.

Lowen señaló que el placer guarda relación con la cantidad de sentimientos de ternura o amor. Tal como dijo un hombre: «El clímax es un alivio de la tensión sexual, el orgasmo es una satisfacción profunda que sólo puedo experimentar cuando participa el corazón».

La satisfacción, sin embargo, según Lowen, es una dimensión distinta del placer y depende de la plenitud del alivio.[18] Si sólo se produce en los órganos genitales o en la pelvis, y no ya en todo el cuerpo, y si el alivio es sólo parcial debido a unos espasmos musculares crónicos, la satisfacción será menos completa.

Al preguntársele si establecía una distinción entre el clímax y el orgasmo, una mujer escribió:

Clímax: sensación limitada a la región genital, de origen clitorideo, resulta estupenda en esta zona; pero no es satisfactoria en otras partes. Orgasmo: la sensación se experimenta muy adentro, se extiende a la cabeza, las manos y los pies, abarcando todo el cuerpo en el mejor de los casos y provocando a menudo unos profundos sentimientos de amor o de tristeza (que se traducen en alegría o en llanto).

He aquí lo que han dicho otros hombres y mujeres:

El clímax se produce en la vagina con unas contracciones en el abdomen y una profunda y cálida emisión de líquido. El orgasmo se transmite al resto del cuerpo hacia arriba... en una dulce y blanda suavidad. Me siento toda yo como de miel y gozo de ello emocional, mental y físicamente.
El clímax es la sensación genital que se percibe en el miembro. El orgasmo es una reacción más amplia que incluye todo el organismo.
El clímax es el pináculo de la excitación sexual que conduce al orgasmo. El orgasmo es el torrente de sensaciones que se produce después del clímax.
El clímax no me satisface; el orgasmo me produce una sensación de alivio.
Soy más consciente del orgasmo que me sube y baja por el cuerpo y ya no trato de impedir que ello ocurra.

En otras palabras, lo que mucha gente califica de «un orgasmo no demasiado bueno» es lo que las personas citadas más arriba denominan clímax.

De entre ciento treinta y una participantes en el cuestionario de Alice Ladas, unas sesenta establecie-

194

ron una distinción entre el clímax y el orgasmo. De ellas, aproximadamente un noventa por ciento especificó que el orgasmo entraña unas contracciones involuntarias de todo el cuerpo, que el corazón interviene más activamente y la respiración es más profunda. Un ochenta por ciento indicó que se producían sonidos involuntarios.

Para que todo el cuerpo pueda participar en la contracción clónica y en la liberación de energía no sólo es necesario verse libre de músculos crónicamente contraídos o fláccidos y poder respirar libremente sino que también es útil poder emitir libremente sonidos durante el acto sexual. Esta clase de abandono es más fácil de alcanzar a medida que la persona pierde la timidez ante su propia pareja y se familiariza más con su propio cuerpo.

La teoría de los dos nervios de Perry y Whipple puede explicar de qué manera un clímax que entraña la participación del tercio superior del músculo pubococcígeo y del útero se comunica, a través del nervio pelviano, a otras partes del cuerpo, y es posible que explique también en parte las distinciones que estos hombres y mujeres establecen entre el clímax y el orgasmo. Las participantes en el estudio de Ladas afirman que las sensaciones corporales adicionales contribuyen a intensificar su placer, permitiendo que las relaciones sean más significativas, satisfactorias y relajantes.

Son necesarias más investigaciones con grupos que no estén familiarizados todavía con la labor de Reich y Lowen para definir ulteriormente la diferencia que existe entre clímax y orgasmo así como las formas en que ello guarda relación con la teoría de los dos nervios. De momento, está claro que muchos hombres y mujeres son conscientes de esta distinción y consideran que lo que ellos califican como orgasmo es más satisfactorio que el clímax localizado.

Tenemos por tanto varios continuos o conjuntos de experiencia orgásmica. Algunas personas van a decidir inevitablemente que prefieren orgasmos que puedan situarse en este o aquel punto de cada continuo. No emitimos un juicio de valor sobre los lugares en los que las personas se encuentran o se quieren encontrar en estos continuos. Deseamos que las personas sean conscientes de sus opciones y de los distintos medios de alcanzarlas. Tal como ya hemos dicho antes —pero no es ocioso repetir habida cuenta de su importancia—, no utilice la información de este libro para establecer unas nuevas pautas para usted o su pareja ya que, en tal caso, podría socavar los placeres de que ya disfruta.

6

Lo mejor es enemigo de lo bueno

Ahora ya ha leído usted muchas cosas nuevas acerca de los aspectos físicos de la sexualidad humana. Es posible que estos descubrimientos hayan influido en usted de diversas maneras. Como esta mujer de treinta y seis años de Missouri, casada desde hacía catorce años con el mismo hombre, es posible que haya experimentado alivio:

Me sentía rara porque eyaculo un líquido en el transcurso de las relaciones sexuales, tanto durante los juegos preliminares como durante el acto propiamente dicho. Tengo que colocarme una toalla debajo. El líquido no es orina porque a veces, después del coito, tengo que levantarme para ir al lavabo. El líquido es casi inodoro y es claro. Percibo el punto de que hablan ustedes y mi marido lo nota en mis reacciones. Quería escribirles para decirles que ahora sé que hay otras mujeres como yo. Gracias por ayudarme a sentirme mejor conmigo misma. Había leído libros, pero nunca había encontrado mi «problema» en ninguno de ellos.

Una mujer de veintiocho años de Massachusetts, que registraba una reacción similar, nos envió una historia personal de cinco páginas de extensión. He aquí parte de lo que nos dijo:

A los cuatro años empecé a utilizar un oso de juguete de prominente hocico para estimularme el punto. Mi madre me descubrió bajo la sábana... y ya nunca volví a ver el oso. A los seis años, empecé a jugar con mi clítoris, pero nunca me quedaba enteramente satisfecha de la sensación que ello me producía, aunque era agradable. Cuando empecé a compararme con mis amigas adolescentes, me di cuenta de que era distinta. En el último período de mi adolescencia, tuve un novio fijo. Nuestras relaciones sexuales tenían lugar una vez a la semana en el asiento de atrás de un automóvil, cuando mi madre se iba a la peluquería los sábados por la mañana. El encontró la manera de alcanzar mi «punto especial» y yo aprendí de este modo a experimentar orgasmos múltiples. Después leí a Kinsey y a Masters y Johnson y traté de responder con el clítoris, pero no pude. Entonces, a los veintidós años, empecé a notar todo este líquido. Ahora estaba absolutamente segura, sin la menor sombra de dudas no era normal. Después vino el informe de Hite y me confirmó los hechos que yo no quería reconocer. Ni siquiera pensaba como una mujer corriente. Pensaba como un hombre, a pesar de ser de lo más femenina. Pensé que debía ser una hermafrodita. Aunque procuraba no inquietarme por ello, fui más consciente de mi «problema» cuando me entregué por primera vez a las relaciones sexuales con mi marido. El se quedó perplejo cuando yo alcancé el orgasmo antes que él y mi vagina prácticamente lo empujó hacia afuera. Cuento estos acontecimientos de mi vida en la esperanza de que en el futuro alguna pobre chica como yo se vea libre de la desesperación y de la sensación de impotencia que produce el hecho de sentirse distinta y no pertenecer a la categoría «normal». Les agradezco con toda el alma sus hallazgos.

Una mujer de Alabama nos escribió lo siguiente:

Cuando llevaba unos cuantos meses de casada, a los diecinueve años, tuve por primera vez la «terrible» experiencia de un orgasmo líquido. Cuando ello ocurrió, pensé que me había orinado y, veintiún años más tarde, aún seguía pensando que era una especie de bicho raro.

Experimentaba, y sigo experimentando, una sensación de plenitud y de presión y necesito empujar y, cuando eso sucede, emito un líquido muy caliente. Puesto que soy una ávida lectora, he estado intentando descubrir durante todos estos años algo que se parezca a lo que yo experimento, pero en vano. A menudo he deseado que mi marido leyera libros acerca del acto sexual y el amor, pero nunca le daba los que yo leía porque siempre hablaban de las contracciones que experimenta una mujer durante el orgasmo. Él padece (ocasionalmente) de eyaculación precoz y yo quería que leyera estos libros para que viera que no es un mal amante y que estas cosas ocurren algunas veces. Pero no quería dárselos porque pensaba que leería lo del orgasmo femenino y descubriría que yo no experimentaba un orgasmo sino que me orinaba, y me iba a morir de vergüenza en caso de que lo pensara. Verán ustedes, durante todos estos años mi marido se ha emocionado siempre que yo experimento «un orgasmo» porque creo que piensa que las mujeres son así... pero yo sabía que no.

Ahora, en cambio, estoy muy contenta, pensando que a lo mejor soy muy normal y puedo relajarme y disfrutar de mi marido en lugar de reprimir estas intensas sensaciones que experimento cuando me siento tan llena y tan a gusto.

No pueden ustedes imaginarse lo que siento gracias a su información. Me siento realmente libre y creo que ahora podré relajarme y tal vez expresarme con más plenitud.

En lugar de sentir alivio, es posible que usted se haya excitado, como este hombre de veintisiete años de Wyoming, y haya experimentado el deseo de explorar nuevos placeres con su pareja.

Cuando oímos hablar por primera vez de la eyaculación femenina, mi mujer sólo alcanzaba el orgasmo a través del estímulo oral o manual de su clítoris. Un mes después de haber empezado a hacer experimentos, estando Joanna encima mío, empezó a expulsar una gran cantidad de líquido de apariencia lechosa. Yo la tranquilicé y la animé a que siguiera disfrutando y ella empezó a reaccionar con mayor intensidad durante el acto sexual.

Una mujer que ha llevado quince años viviendo con la misma compañera, tuvo una reacción similar:

A Suzanne y a mí nos interesó mucho lo que ustedes decían acerca del punto de Gräfenberg y hemos descubierto un nuevo placer, ayudándonos la una a la otra a estimular este punto. Nos hemos vuelto mucho más atrevidas, utilizando nuestros dedos la una en la vagina de la otra.

Desde Arizona nos escribió un hombre de cuarenta y ocho años:

Nos fue muy útil averiguar la existencia del punto G. A Dana nunca le había gustado que yo jugara con su clítoris y eso era lo único que yo había aprendido a través de mis lecturas. Cuando descubrimos cómo localizar el punto G, empezamos a hacer experimentos y nuestra vida sexual ha vuelto a ser tan emocionante como cuando nos casamos.

Una mujer de veintisiete años de Iowa, madre de cuatro hijos, nos escribió:

Es maravilloso saber que eres normal. Durante muchos años, pensé para mis adentros: ¿la sexualidad no es más que eso? ¡Pero pude descubrir que tengo este punto de que hablan ustedes! Me emociona saber que en la sexualidad hay mucho más de lo que mi madre me había contado.

Es posible que usted no se haya excitado ni experimentado alivio sino que haya descubierto, como esta mujer de Carolina del Sur, que su músculo pubococcígeo no se encontraba en muy buena forma y, utilizando nuestro material, haya realizado ejercicios para mejorarlo:

Cuando me enteré de la importancia del tono muscular, empecé a pensar en mi propia historia... en las dificultades de mi segundo parto y en el hecho de que desde entonces se me escapa siempre la orina cuando toso o me río. Gracias a sus excelentes instrucciones, empecé a realizar por mi cuenta ejercicios para mejorar el músculo pubococcígeo y, al cabo de dos meses, pude toser y reírme sin ninguna preocupación. Incluso dejé de ponerme pañuelos de celulosa en las bragas como precaución. Ya no es necesario.

O quizás haya reaccionado como este hombre de Maine:

Averiguar la importancia del tono muscular nos fue enormemente útil. Cuando Kim y yo tuvimos nuestro tercer hijo, el acto sexual empezó a ser mucho menos agradable para mí. Kim me resultaba demasiado ancha y blanda. No me atrevía a decirle nada. Me parecía injusto quejarme de algo que había ocurrido como consecuencia de haber dado a luz a nuestros hijos, sobre todo, teniendo en cuenta que no se podía hacer nada. Tras haber oído hablar de la labor que estaban ustedes llevando a cabo, tuve el valor de comentarle a Kim que tal vez fuera útil que hiciera algunos de estos ejercicios de Kegel. Practicamos incluso algunas veces estando yo dentro de ella. Qué diferencia para ambos. Resulta que Kim tampoco estaba disfrutando demasiado de nuestras relaciones sexuales y ahora lo estamos volviendo a pasar estupendamente bien.

O tal vez haya usted aprovechado la nueva información, como hicieron este hombre de setenta años y su mujer de sesenta y cinco:

En estos últimos años, a Mary le ha sido más difícil alcanzar el orgasmo a través del acto sexual, cosa que jamás había constituido un problema en los primeros años de nuestro matrimonio. Tras averiguar que había dos caminos para alcanzar el orgasmo, decidimos probar a utilizar el estímulo del clítoris durante el acto sexual. Fue una auténtica ayuda para Mary. Si hubiéramos seguido creyendo en el acto sexual con exclusión del estímulo del clítoris, nunca hubiéramos tenido el valor de explorar este camino.

Una pareja nos escribió para decir que, por primera vez en su vida, había decidido comprar un vibrador para explorar los orgasmos mezclados de que hablaban los Singer:

Examinamos un catálogo de envíos por corres-
pondencia y pedimos un vibrador para poder esti-
mular vigorosamente mi clítoris mientras Jim me
penetrara. En realidad, no nos hace falta, pero es
una deliciosa variación en nuestra convencional ma-
nera de amarnos.

Un Don Juan por confesión propia lamentó que
nuestras investigaciones le hubieran privado del aliciente de su carrera:

Durante veinticinco años, he llevado una vida
social y sexual muy activa porque me tomé la mo-
lestia de descubrir todo lo que pudiera acerca de las
peculiaridades de los hombres y las mujeres con el
exclusivo propósito de ser un experto en sexualidad.
Los descubrimientos que ustedes han realizado y su
divulgación me han costado un secreto profesional
muy valioso y muy bien guardado.

Poco se imagina que no ha sido ni será nunca el
único poseedor del «secreto». Porque hay muchas
personas como esta pareja de ancianos que nos escribió:

Santo cielo, ¿y es ahora cuando ustedes descu-
bren este asunto de Gräfenberg? Mi mujer y yo lle-
vamos casados cincuenta y un años y descubrimos
este lugar especial menos de seis meses después de
nuestra primera unión sexual. Nosotros lo llamába-
mos el «hocico del conejo». Y lo seguimos haciendo.
Yo tengo setenta y seis años y ella sesenta y nueve.
Debido a diversas circunstancias, no alcanzábamos
el orgasmo en todas las ocasiones, pero sí por lo
menos un noventa por ciento de las veces.

Algunas personas, como el hombre que nos escribió la siguiente carta, experimentaron la necesidad

de advertirnos acerca de los posibles efectos negativos de nuestros hallazgos: «Por desgracia, no es posible controlar de qué manera se recibirá o se utilizará la información que ustedes han proporcionado. Estos nuevos conocimientos no deberían añadir más presión a las tensas situaciones personales que muchos de nosotros experimentamos desde el punto de vista sexual». Y tiene mucha razón. No a todo el mundo le entusiasmó la «noticia». Sólo dos cartas expresaron indignación, opinando que semejante información debería estar confinada a «los consultorios de los médicos, las reuniones privadas y los circuitos cerrados de televisión», pero varias personas, como esta mujer de treinta y dos años de Pennsylvania, nos escribieron para decir que ahora se sentían sometidas a nuevas presiones:

Mi marido solía preguntarme siempre que hacíamos el amor: «¿Has tenido el orgasmo, has tenido el orgasmo?». Eso no me gustaba mucho. Me parecía que él hubiera tenido que saberlo sin necesidad de preguntarlo y, además, daba la impresión de ser una exigencia. Ahora, ¿saben lo que dice?: «¿Has eyaculado, has eyaculado?». A veces, siento deseos de pegarle... pero no lo hago. ¡Sería él quien tendría que darse cuenta! Y, en cualquier caso, yo no eyaculo y jamás lo he hecho. Bastante me molestaba ya sentirme vigilada en lo del orgasmo. Encima tendría ahora que eyacular.

He aquí una norteamericana que vive en Dakota del Sur y piensa que su antiguo equilibrio ha sufrido un trastorno:

Ahora mi marido insiste en que todas las mujeres tienen un punto G y anoche se pasó una hora tratando de que yo localizara el mío. A mí siempre me había gustado el estímulo del clítoris y, hasta que

*no supimos de los trabajos que ustedes habían reali-
zado, Raymond había estado perfectamente satisfecho de nuestra vida sexual. Ahora siente tantos deseos de explorar nuevos caminos que siempre nos
estamos peleando.*

O consideremos esta protesta de un hombre de
veinticinco años:

*Desde que mi mujer se enteró de la existencia
del punto G y de la eyaculación femenina, se niega a
permitirme que juegue con su clítoris ya sea con el
dedo o con la lengua. A ella solía gustarle mucho.
Ahora, en cambio, insiste en que nos entreguemos al
acto sexual sin demasiados juegos preliminares (cosa que a mí me gusta mucho) y me regaña, diciendo
que soy un mal amante porque no la ayudo a eyacular. No es que yo tenga la mayor capacidad de resistencia del mundo, pero tampoco me disparo con
tanta rapidez. ¿Por qué nos han tenido ustedes que
estropear la diversión?*

Sería consolador llegar a la conclusión de que
estas parejas constituyen una excepción y no la regla
y que sus respuestas reflejan hostilidad o bien una
insólita manera de comunicarse con los demás. Aunque no hemos recibido muchas respuestas de esta
clase, los comentarios revelan a nuestro juicio una
forma de pensar que, por desgracia, está muy exten-
dida.

Una fuente de inquietud deriva de la necesidad
de ajustarse a la norma. Vivimos en una cultura que
ensalza las virtudes del individualismo y la singula-
ridad, exhortando a las personas a «hacer lo que
quieran», a ser originales y creadoras, a ser ellas
mismas. Y, sin embargo, en todos los estratos y grupos de la sociedad imperan unas reglas tácitas. Incluso aquellos rebeldes e inconformistas hippies se-

xualmente liberados de unos tiempos no tan lejanos tenían un código propio. En algunos sitios nos sentimos desplazados si vestimos demasiado a la moda. Algunas personas aprueban la práctica religiosa habitual mientras que otras se burlan de ella. Las madres liberadas animan a sus hijos a jugar con muñecas mientras que a las madres tradicionales les horroriza que a sus hijos les guste más la poesía que el béisbol. Hay comunidades en las que ser homosexual equivale a ser un criminal y otras en las que se considera bonito ser un invertido. Y lo mismo ocurre en el terreno de la política. La presión que nos obliga a ajustarnos a las normas nos rodea por todas partes. Este libro está lleno de ejemplos de hombres y mujeres que se sentían incómodos porque sus experiencias sexuales eran distintas de lo que ellos pensaban que «tenían» que ser. Algunos comentaban sus presuntas anomalías con otras personas, pero otros, como este hombre de Alaska, se daban por vencidos y preferían no decir nada más al respecto:

Estaba hablando con mi hermano sobre las relaciones sexuales. Él me contaba lo que hacía para que su mujer experimentara el orgasmo. Yo le dije: «¡Las mujeres no hacen eso!», y él me contestó: «Sí, también lo hacen». Yo le repliqué: «Estás chiflado», y ahí quedó la cosa. Pero de vez en cuando, a lo largo de los años, cuando hacía el amor con mi mujer, notaba como una corriente de líquido que me resbalaba por el miembro. Parecía el agua disparada por una pistola de agua. Salía a chorros. Se producían de tres a seis chorretadas. La primera vez que ocurrió, le pregunté si había tenido alguna especie de eyaculación. Y ella me dijo que no, que no había notado nada de todo eso. Yo le pregunté: «¿Quieres decir que no te has dado cuenta de que emitías algo?» «No, deben ser figuraciones tuyas», contestó ella. Y, a partir de entonces, me limité a no decir nada.

Lo notaba y reflexionaba acerca de ello, pero no decía nada porque suponía que mi mujer me iba a contestar lo mismo.

Al igual que muchos otros miles de personas que nos escribieron para decirnos que jamás habían comentado sus vidas sexuales con nadie, este hombre deseaba ahora comunicar sus experiencias particulares en la esperanza de ayudar a otros que pudieran sentirse análogamente perplejos acerca de sí mismos o de sus parejas.

Ahora ya sé por qué mi ex-mujer prefería ciertas posiciones o movimientos durante el coito. (La sexualidad era una de las facetas afortunadas de nuestro matrimonio.) Espero no ofenderles con esta gráfica descripción, pero una de sus posiciones preferidas consistía en que yo me tendiera boca arriba en una tumbona-mecedora reclinable. Ella se tendía o se sentaba a horcajadas encima mío. La mecedora reclinable intensificaba nuestros movimientos. Jamás se lo contamos a nadie.

Uno de nuestros temores es el de que las personas utilicen esta nueva información para estropear el placer de que ya gozan. En lugar de enriquecer sus vidas, el conocimiento de la existencia del punto G y la eyaculación femenina podría concentrar la atención de algunos lectores en lo que ellos erróneamente suponen que es lo «mejor», estropeando de este modo lo bueno que ya poseen.

No queremos crear nuevas presiones en los hombres y las mujeres. La sexualidad tiene que ser placentera y, cuando se pretende con ella alcanzar algún objetivo, el placer suele disminuir. Los hechos que hemos expuesto revelan que existen muchas dimensiones en la forma en que las personas experimentan el clímax y el orgasmo sexuales. Queremos, por ejemplo, que las mujeres que eyaculan sepan que eso es una reacción natural y que es bueno disfrutar de ello. Este conocimiento tiene que estar al alcance de todo el mundo, pero no debe convertirse en una apremiante necesidad de ajustarse a una norma. Queremos que las mujeres que no eyaculan se sientan también a gusto, disfruten del placer de que ya gozan y no teman que ellas o sus parejas se estén perdiendo algo esencial.

La sexualidad forma parte de la vida, de la vida de todos. Somos unas criaturas sexuales desde el momento en que nacemos y lo seguimos siendo toda la vida. Pero somos nosotros quienes debemos decidir cómo expresarla. La sexualidad rebasa con mucho el área genital. De ella participan las caricias, los abrazos y muchas otras actividades. El hecho de ser abrazado por alguien puede resultar a veces completamente satisfactorio, lo mismo que el de acariciar la mano de otra persona. Hay personas que optan por no entregarse jamás a unas relaciones sexuales que entrañen un contacto genital con otra persona. El clímax o el orgasmo no son el objetivo inevitable. Muchos adultos, suponiendo que eso es lo que se espera de ellos, incluyen la sexualidad genital en algunas relaciones en las que ello está fuera de lugar, limitando de este modo una amistad enriquecedora. Algunos de nosotros echamos a perder muchas cordiales relaciones porque pensamos que una expresión sensual de amistad se tiene que consumar necesariamente en la sexualidad genital. Por el hecho de que a casi todos los hombres y las mujeres les guste la sexualidad genital, no debemos insistir en que a todo el mundo le interesa o le tiene que interesar. Algunos terapeutas opinan que las personas que no buscan una relación genital o afectuosa con alguien, evitan tales contactos a causa del miedo o de unas profundas heridas que sufrieron en su primera y segunda infancia. Pese a ello, hay personas célibes que están muy satisfechas de su decisión de permanecer sexualmente inactivas. El hecho de inducir a pensar que esta decisión es errónea o peor que otra o bien un signo de inferioridad no contribuirá ciertamente a que las personas que han elegido esta vida se sientan a gusto. Aquellos que no han elegido deliberadamente o de buen grado el aislamiento sexual genital, pero viven de esta manera porque no tienen más remedio pueden descubrir que el cambio es posible en caso de que deseen intentarlo. En tales situaciones, resulta útil con frecuencia recabar la ayuda de un profesional competente.

Incluso en las relaciones en las que la sexualidad genital es adecuada y deseada por ambos componentes de la pareja, el orgasmo no tiene por qué ser el objetivo. Tal como señaló una mujer: «Todo este asunto de si alcanzo o alcanzaba o no el clímax y/o el orgasmo y de cuál era la diferencia entre ambos me hizo desdichada durante muchos años y contribuyó, o bien se debió, a unos acusados complejos de ineptitud. Al final, dejé de preocuparme».

No dijo qué le había permitido dejar de preocuparse, pero unos sentimientos análogos se advierten en la obra *Sex, the Facts, the Acts and Your Feelings*, (La sexualidad, los hechos, las actuaciones y sus sentimientos), recientemente publicada por Michael Carrera.

P: Cuando experimento un orgasmo, resulta agradable y disfruto, pero, desde luego, no siento nada parecido a lo que leo en las revistas y libros. ¿Tengo que solicitar la ayuda de un profesional?

R: No. Casi toda la literatura que describe el orgasmo presenta unas pautas y expectativas que no se ajustan a la realidad. Nos ofrecen las imágenes de unos orgasmos increíblemente explosivos, comparamos nuestras propias experiencias con ellos y llegamos a la conclusión de que los nuestros se encuentran muy lejos del «ideal».

Lo importante en *su* vida sexual es que ésta sea satisfactoria para *usted* y *su pareja*. Sus sensaciones sexuales son personales,. al igual que las de su pareja. La forma en que ustedes reaccionan el uno al otro es también personal. Es posible que las descripciones de orgasmos que usted ha leído estén idealizadas y, aunque fueran verdaderas, corresponderían a la experiencia de otra persona, que nunca puede ser como la suya. Si trata de comparar sus sensaciones con los relatos de las sensaciones de otras personas, lo único que conseguirá será poner obstáculos a su placer.[1]

La actividad sexual debe ser una experiencia agradable y no una actuación que exija un resultado concreto. El placer, el gozo y el camino de la exploración y la participación mutuas son más importantes que cualquier resultado final. La cuestión de la sexualidad llega hasta lo hondo de nuestros sentimientos más elementales y toca las zonas más sensibles de nuestro ser. La nueva información a este respecto no debe constituir un motivo de ulterior inquietud.

Cuando era niña, Alice Ladas recuerda que visitó una casa muy bien amueblada, pero cuyas paredes estaban llamativamente desnudas. Dominada por la curiosidad, preguntó por qué no había cuadros en la casa. Le contestaron: «Porque, a menos que podamos colgar un Rembrandt o un Rubens, preferimos no colgar nada en absoluto». Esta especie de afán por tener lo mejor (con independencia de lo que ello pueda ser) o de ser el mejor puede convertirse en enemigo de lo bueno. Los padres de su amiga insistían en tener lo mejor o nada... y por eso vivían en una casa yerma.

Muchas narraciones populares, cuentos de hadas y mitos históricos nos recuerdan los peligros que encierra el camino hacia lo mejor, tanto si ello se persigue por codicia como si se hace por espíritu de rivalidad. Recordemos la historia del pescador y de su descontentadiza esposa. El viejo pesca un pez mágico que le suplica le deje en libertad y, a cambio, promete satisfacer tres deseos del anciano matrimonio. Éste ve cumplido su primer deseo de una casita. Pero la anciana quiere algo mejor y pide una mansión. Este deseo también se ve satisfecho, pero entonces la esposa quiere un palacio. Al ver que el palacio es menos impresionante de lo que ella había soñado, insiste en que su marido vuelva por cuarta vez y pida un palacio más grandioso. Enfurecido por la codicia de la mujer, el pez envía de nuevo al matrimonio a la choza de barro en la que éste vivía al principio.

Todos tenemos amigos que, en su búsqueda obsesiva de la perfección, enferman de úlcera, colitis, estreñimiento y otros trastornos gastrointestinales. La anorexia nerviosa, esta misteriosa e intratable enfermedad què a tantas mujeres aqueja hoy en día, está relacionada también con el afán de ser la «mejor» (es decir, la más delgada).

Los escritores, conferenciantes y actores que representan lo mejor en los más brillantes términos transmiten inadvertidamente al público el mensaje tácito de que su vida dista mucho de ser ideal. Los psicólogos y los asesores matrimoniales y familiares saben muy bien cuántos divorcios se producen cuando se comparan los defectos de una relación con algún ideal. En lugar de construir sobre lo bueno que ya existe, los componentes de la pareja se separan y buscan lo «mejor» en otra persona, a menudo con los mismos resultados.

La sexualidad en cualquiera de sus facetas es un tema interesante y casi todo el mundo le presta atención, incluso cuando no se trata de la sexualidad en sí misma sino tan sólo de palabras o imágenes que la describen. Nuestra cultura ha pasado de la tiranía del victorianismo a la tiranía de la transferencia clitorideo-vaginal, la tiranía del papel fundamental desempeñado por el clítoris, la tiranía de tener que experimentar un orgasmo e incluso tal vez la tiranía de tener que estar sexualmente activo. Por el hecho de haber llegado a una nueva síntesis a propósito de ciertos aspectos de la sexualidad, no vayamos a establecer ahora otra tiranía en la que imperen el punto G, la eyaculación femenina, el orgasmo múltiple o la próstata masculina. Recordemos que todos somos singulares y distintos los unos de los otros e incluso de nosotros mismos en distintos períodos de nuestras vidas. No hay dos personas que vivan la vida exactamente de la misma manera, aunque haya vastas áreas de semejanza.

Ni siquiera sabemos, por ejemplo, si todas las mujeres son capaces de experimentar el orgasmo. Muchas mujeres, pero no todas, afirman haber experimentado cierto tipo de clímax. Muchas mujeres que acudieron a un profesional han descubierto por primera vez que podían alcanzar el clímax o que podían experimentar una respuesta orgásmica más profunda... pero también hay mujeres que no registran ningún cambio en absoluto. Aunque algunos investigadores sexuales han supuesto que la incapacidad de alcanzar el orgasmo es anormal e incluso han llegado a calificar de ineptas a las mujeres que disfrutan de la sexualidad, pero no experimentan el orgasmo, tenemos testimonios de mujeres que no lo creen así. Helen Singer Kaplan,[2] entre otras, cree que la reacción sexual en la que no se incluye el orgasmo puede ser normal en un considerable número de mujeres.

El tema de la satisfacción es también importante. Muchas mujeres afirman estar plenamente satisfechas de su vida sexual, sin haber jamás experimentado el orgasmo. El doctor Seymour Fisher señala que «no hay indicios de que la capacidad de alcanzar un buen orgasmo constituya un aliciente para que una mujer busque una mayor frecuencia en el acto sexual».[3] En cambio, parece ser que una mayor *satisfacción* sí constituye un aliciente. A esta conclusión llega también otro investigador sexual, junto con el hallazgo de que la intimidad emocional con la propia pareja se considera el aspecto más agradable de la sexualidad y más importante todavía que la persistencia de la respuesta orgásmica.[4]

Un paciente nos preguntó hace poco:

¿Creen ustedes que no debería enojarme con Jennifer si no experimenta el orgasmo? No quiero que la sexualidad sea para ella un simple servicio que me presta a mí, pero, cuando no experimenta el orgasmo, pienso que es eso lo que está ocurriendo.

A lo cual Jennifer replicó:

Tonterías. A veces alcanzo el orgasmo y a veces no. Depende de muchas cosas. Pero te puedo decir una cosa: algunas veces no experimento un clímax, pero me siento maravillosamente unida a ti. Y otras veces experimento el orgasmo, pero no me siento tan a gusto contigo. Y prefiero mil veces lo primero a lo segundo. Por consiguiente, déjame en paz con el orgasmo. Un orgasmo no se puede alcanzar a voluntad. Deja de preocuparte tanto por este asunto.

Una mujer de cuarenta y dos años nos dijo: «Algunas de las experiencias más extáticas de mi vida *no* han culminado con orgasmo».

La expresión sexual no es una competición olímpica con medallas de oro, plata y bronce para cada especialidad. Muy al contrario, con una adecuada información y un apoyo suficiente de tal manera que las personas descubran su propia forma de disfrutar y de alcanzar la satisfacción, todo el mundo puede ganar.

Una mujer de veinticinco años dijo:

He alcanzado un clímax mientras Mark me acariciaba el clítoris, pero es mucho más satisfactoria para mí la deliciosa sensación de fusión (que yo equiparo al amor) que ambos experimentamos cuando él está dentro de mí. Es muy raro que experimente el orgasmo en estas circunstancias, pero prefiero con mucho esta experiencia al «orgasmo» que experimento de la otra manera.

El *Informe Hite* está lleno de pruebas contradictorias sobre lo que las mujeres tienen que pensar acerca del orgasmo: la afirmación «Quien dijo que el orgasmo no era importante para una mujer debía ser indudablemente un hombre», va seguida de la frase «Las mujeres se sienten ahora sometidas a la gran presión de tener que experimentar un orgasmo, sobre todo durante el acto sexual». Algunas mujeres, observó Shere Hite, reaccionan fuertemente contra la presión que las obliga a actuar de esta manera, pero hay también una presión social según la cual una mujer que experimenta el orgasmo es más verdaderamente mujer. Y, sin embargo, otras mujeres llegaron a la conclusión de que el orgasmo durante las relaciones sexuales no era importante.[5]

Es fácil encontrar a mujeres que estén de acuerdo con cualquiera de estas opiniones e incluso encontrar a una mujer que esté de acuerdo con todas ellas simultáneamente. Greta, de cuarenta y ocho años y casada por segunda vez, dijo:

Me siento mal, y lo mismo le ocurre a John, cuando me paso varias semanas sin experimentar un orgasmo. Me parece que soy menos mujer y, sin embargo, sé en mi fuero interno que eso no es cierto. No sé por qué será que los hombres alcanzan casi siempre fácilmente el orgasmo durante el acto sexual mientras que en las mujeres no es tan seguro que ello suceda.

Algunos teóricos suponen que se trata de un fenómeno de raíz cultural aunque no disponemos todavía de datos de todas las culturas que demuestren plenamente esta opinión. Lo que sabemos es que muchas mujeres informan hoy en día de que alcanzan orgasmos múltiples mientras que algunos hombres optan por unas relaciones sexuales en las que el acto sexual no siempre culmina, por propia decisión, en la eyaculación y que a veces les permite también experimentar orgasmos múltiples. Algunos hombres han señalado que el placer de esta experiencia es todavía mayor que el del acto sexual que culmina en eyaculación.[6]

La psiquiatra doctora Avodah Offit, en su libro *The Sexual Self* (*El yo sexual*, Ediciones Grijalbo, Barcelona, 1979), nos recuerda: «Podemos decir quiénes somos y qué creemos, observando cómo actuamos, pensamos, soñamos y sentimos sexualmente. A través de nuestras opciones sexuales expresamos nuestras más profundas formas de ser».[7] El resto del libro describe detalladamente los problemas y dificultades que aquejan a los distintos tipos de personalidad. Al igual que en muchos otros manuales de diagnóstico psiquiátrico, se insiste más en lo negativo. Puesto que casi todos nosotros estamos incluidos en alguna de las categorías descritas y se subrayan los problemas y no ya las ventajas de cada tipo, la imagen resultante es la de un mundo en el que nadie gana ni nadie experimenta verdadero placer, satisfacción o gozo como no sea con carácter fugaz. Si ello es así, ¿cómo se pueden explicar los millares de cartas de parejas satisfechas que han estado disfrutando y explorando en privado y tranquilamente sus posibilidades sexuales?

Todo depende del cristal con que se miren las cosas. Cualquiera que sea la verdad fundamental acerca de la vida, el hecho de contemplarla como un inevitable valle de lágrimas no invita a la risa ni a la alegría. Acentuar el lado positivo tampoco puede ser muy realista, pero esta actitud contribuye a relajar el sistema nervioso autónomo, es decir, la rama que funciona sin control consciente y nos permite actuar con más soltura y alcanzar un mayor placer.

Cualquiera que sea la verdad sobre las mujeres y el orgasmo —que todas las mujeres están en condiciones de experimentar cualquier tipo de orgasmo, que algunas mujeres pueden experimentar un tipo de orgasmo y otras otro tipo, que las mujeres se sienten frustradas sexualmente si no alcanzan el orgasmo o que algunas se muestran satisfechas e incluso entusiasmadas sin él—, hay una verdad innegable: la presión que induce a tratar de alcanzar algo que depende del sistema nervioso autónomo produce a menudo el efecto contrario. *Nadie alcanza el orgasmo por la sola fuerza de voluntad.* Debido a las variaciones del equilibrio endocrino, a la química cerebral y a la influencia de diversas experiencias vitales, no existe un esquema uniforme de respuesta sexual.

El orgasmo, como la lactancia materna, depende de muchos factores que el cuerpo se encarga de organizar por su cuenta cuando no hay impedimentos. De la misma manera que el reflejo de «escape» esencial en la lactancia materna, no se produce en caso de miedo (tiene que haber también paz de espíritu... la leche puede estar ahí, pero el flujo no empezará hasta que no cese la constricción de músculos y nervios), el disfrute del placer sexual no puede coexistir con un estado mental que exija altos niveles de actuación. Todo ocurre con mucha más facilidad y naturalidad cuando se permite que el aparato sensorial actúe sin interferencias. Ello no niega el valor de la educación ya que la información y la ayuda son también importantes para una sana respuesta sexual. No obstante, la idea de tener que actuar, de tener que ser el «mejor» es la antítesis de una respuesta sexual placentera.

El famoso tenor Luciano Pavarotti cuenta que, cuando tenía veintiséis años, era un cantante tan poco solicitado que dio toda una serie gratis de recitales. Su penúltimo recital «fue un desastre. Canté como un barítono al que alguien estuviera estrangulando», y decidió dejar de cantar cuando finalizara la serie. Sin embargo, una vez abandonado el espíritu de lucha, cantó tan extraordinariamente bien en su último recital que fue entonces cuando se inició su carrera de gran cantante.[8]

Los ejercicios de percepción sensorial ideados por Masters y Johnson para ayudar a las parejas a superar ciertas dificultades sexuales animan a los hombres y a las mujeres a centrarse en el proceso y no ya en el resultado final. Esencialmente, se enseña a los componentes de la pareja a acariciarse el uno al otro por turnos, primero en zonas que no son altamente eróticas y después en otras que lo son. Al principio, el receptor de las caricias tiene que limitarse a experimentar la sensación y más adelante se le invita a que facilite información a su pareja. De esta manera, las parejas tienen ocasión de comunicarse, sin el temor de que ello parezca una crítica, lo que no les gusta y lo que les produce placer. Estas experiencias no tienen que culminar en el acto sexual durante cierto período de tiempo. El truco, tal como sabe cualquier maestro Zen, consiste en el hecho de que, mediante la concentración en el proceso, el deseado resultado final se produce sin ningún esfuerzo o pensamiento consciente. Tal como explicó Timothy Gallwey en *The Inner Game of Tennis* (El juego interior de tenis):

> El jugador del juego interior llega a valorar el arte de la concentración relajada por encima de cualquier otra habilidad; descubre la verdadera base de la confianza en sí mismo; y aprende que el secreto para ganar cualquier partido reside en no esforzarse demasiado. Aspira a la clase de actuación espontánea que sólo se produce cuando la mente está tranquila y parece formar una sola cosa con el cuerpo ... Existe un proceso mucho más natural y efectivo de lo que pensamos para aprender a hacerlo casi todo. Es similar al proceso que todos utilizamos, pero olvidamos rápidamente, cuando aprendimos a andar y a hablar. Utiliza más la llamada mente inconsciente que la mente «consciente de sí misma», más las áreas del sistema nervioso de la columna vertebral y del mesencéfalo que la corteza cerebral. Este proceso no tiene que aprenderse; ya lo conocemos. Lo único que hace falta es *des*aprender aquellos hábitos que lo obstaculizan y después *dejar simplemente que ocurra.*[9]

En todo caso, ¿qué es lo «mejor»? Lo mejor es una ilusión, un absoluto, y los absolutos no se pueden alcanzar. Un conocido marchante nos contó que tenía que andar recuperando los lienzos de un no menos conocido pintor que tiene dificultad en terminar sus cuadros porque los trabaja una y otra vez en un intento de alcanzar la perfección. El marchante nos dijo a propósito de lo «mejor»:

> *La palabra lleva implícito el concepto de perfección, el cual es insidioso, decadente y aburrido. Lo «mejor» es un juicio de valor, pero hay que preguntar desde qué punto de vista se juzga.*
> *Lo mejor es un ideal. Lo bueno constituye un terreno seguro. Lo mejor es traicionero. Más vale dis-*

frutar de lo bueno que fallar en lo mejor. Aspirar a lo mejor puede estar bien, pero alcanzar lo mejor es peligroso. Cuando se alcanza la meta y uno deja de esforzarse, la vida se vuelve vacía. Lo mejor es la negación del proceso. Nunca hay que llegar, so pena de que se apague la chispa de la vida.

La estrella polar es una guía, no una meta. Si la tierra se estremeció una vez para el héroe y la heroína de la obra *Por quién doblan las campanas* de Hemingway, ello no significa que tenga que estremecerse cada vez que una pareja hace el amor. Crear un modelo y convertirlo después en una exigencia es el camino más seguro para que se produzca una situación de desdicha. Es bonito que la tierra se estremezca, pero no es algo que haya que esperar o exigir. Es más, el simple hecho de esperarlo puede hacerlo imposible.

Y, sin embargo, se pueden mejorar algunas cosas. Trabajar con vistas a un progreso de una manera gradual es posible y realista. Los buenos maestros de yoga aconsejan a sus alumnos que se comparen solamente con sí mismos y que trabajen según el ritmo que ellos mismos se hayan impuesto. Las personas satisfechas tienden a fijarse unos objetivos moderados y graduales que tienen muchas posibilidades de alcanzar. Las personas insatisfechas se fijan a menudo unos objetivos impresionantes —los «mejores» objetivos por así decirlo— que no es probable que puedan alcanzar y que les dejan desconsolados o deprimidos cuando no los alcanzan.

Como es natural, lo mejor es enemigo de lo bueno en otro sentido. El ganador de una prueba es el mejor y es, en cierto sentido, el enemigo de los muchos competidores que no han ganado o que tal vez nunca ganarán. Pero ésta es una situación bastante especial. Los hijos de los Kennedy, especialmente los varones, fueron educados para ser los «mejores» y varios de ellos pagaron muy caras sus ambiciones.

Cuando no se trata de competir, tal como sucede en el caso de la sexualidad, el riesgo de buscar lo mejor es probable que no merezca la pena ya que la propia búsqueda puede apartar del objetivo. A menudo el secreto del éxito consiste en determinado momento en no tratar de alcanzarlo. El hecho de no esforzarse es la clave de los ejercicios de relajación que se utilizan en el método de la biorrealimentación, es la clave de la meditación, es la clave de las artes marciales. El doctor Hans Selye, padre de las investigaciones sobre el llamado *estrés*, nos aconseja que reconozcamos que la perfección no existe...

El error no consiste en emitir juicios. Eso lo hacemos todos. Estriba en hacer juicios basados en modelos irreales u obsesivamente competitivos. Por ejemplo, si es usted un corredor que cubre la distancia de un kilómetro en cinco minutos cincuenta segundos, podría proponerse cubrir esta misma distancia en cinco minutos y su objetivo sería probablemente realista. En cambio, si decidiera ganar la maratón de los Juegos Olímpicos, se propondría un objetivo irreal y lo más probable es que sufriera una decepción, a menos que tuviera el talento y la adecuada configuración corporal y estuviera dispuesto a someterse al necesario adiestramiento físico. Aplicando esta misma lógica al campo de la sexualidad, el hecho de tratar de eyacular y alcanzar orgasmos múltiples de la noche a la mañana —no estando tal vez la persona física o mentalmente preparada para ello— provocará también un sentimiento de desdicha.

Hay que tener en cuenta, además, el síndrome de la envidia. ¿Le van mejor las cosas a mi vecino, a mi mejor amigo o a mi cónyuge? El engaño que encierra esta clase de razonamiento es que no sabemos lo que realmente está experimentando la otra persona. En el caso del vecino, es posible que su matrimonio sea estupendo, que sus hijos sean listísimos y que él experimente los mejores orgasmos que pueda haber. Pero usted no lo sabe y es posible que esté aspirando a algo inferior a lo que ya tiene. E incluso aunque lo ajeno sea mejor, de nada le servirá establecer comparaciones.

Aunque algunas personas consideran la sexualidad como una actividad competitiva, es más realista juzgarla como algo de lo que todo el mundo puede disfrutar y en lo que todos pueden participar. No suponga que los demás tienen siempre lo mejor. Puede usted leer este libro y pensar: «Tendría que experimentar más y mejores eyaculaciones, más y mejores orgasmos como todo el mundo», o bien llegar a la conclusión de que existen nuevas áreas de experiencia que merece la pena explorar. Es posible que haya aprendido algunas cosas que antes no sabía y es posible que quiera ver si estas cosas se adaptan a sus relaciones y a su cuerpo. Es muy probable que el hecho de desear disfrutar de la «experiencia sexual definitiva» produzca una decepción e impida que tenga lugar la deseada experiencia.

Los psicólogos, los psiquiatras y los médicos nos dicen que el carácter básico es el que define los parámetros de nuestro comportamiento sexual y este carácter no se puede cambiar fácilmente. «Desarrollamos las características de nuestra personalidad de acuerdo en buena parte con la forma en que nos trataron nuestros padres», afirma Offit.[10] Huelga decir que ninguno de nosotros puede cambiar lo que sus padres le hicieron en el pasado, pero sí puede cambiar su opinión al respecto y sus correspondientes reacciones. Sin embargo, los terapeutas nos recuerdan a cada momento que hasta eso es sumamente difícil de conseguir.

Creemos, no obstante, que muchas personas pueden mejorar considerablemente sus vidas, utilizando los conocimientos de este libro. Las numerosas cartas recibidas nos confirman en esta opinión. Las cartas nos dicen que «ahora que sé que algunas mujeres prefieren el orgasmo vaginal al estímulo del clítoris, ya no tengo miedo de no ser normal»; «ahora que ya sé que la eyaculación es normal en muchas mujeres, ya no me siento "rara"»; «ahora que sé que el tono muscular es un importante factor en mi respuesta, estoy procurando reforzar el músculo pubococcígeo y ya no me siento inútil ni avergonzada a causa de mi falta de reacción»; «ahora que sé que muchos hombres prefieren que les estimulen la próstata en lugar del miembro, ya no temo pedirle semejante cosa a mi pareja», y muchas otras cosas.

La mayoría de la gente nunca ha visitado ni visitará jamás a ningún terapeuta o especialista sexual. Es posible que le falten los problemas, el motivo, la oportunidad o el dinero, pero tal vez quiera mejorar, cambiar o enriquecer su vida sexual. Quizás usted experimenta el clímax o el orgasmo a través del estímulo del clítoris, pero le gustaría comprobar si puede reaccionar también a través del estímulo de la vagina. Tal vez quiera probar otra posición, respirar más libremente o mover la pelvis. Es posible que sus músculos pelvianos internos o externos estén crónicamente contraídos y usted quiera modificar esta situación. Por otra parte, quizás usted y su pareja se muestran satisfechos de su respuesta clitoridea.

También hay personas que jamás han experimentado orgasmo de ninguna clase (tal como ya se ha mencionado en este libro), pero que están contentas de sus vidas sexuales y satisfechas de sus parejas y no tienen interés en probar otras cosas. Eso está bien.

Quizás es usted una de esas mujeres que se excitan muchísimo con el contacto sexual y siempre parece que están a punto de experimentar el orgasmo

sin jamás poderlo alcanzar. En este caso, la infor
mación de nuestro libro podría ofrecerle una ayuda
constructiva.

Los incesantes comentarios sobre la sexualidad
que nos han bombardeado en las últimas décadas
no sólo han sido liberadores sino que también, en
muchos casos, han coaccionado a los jóvenes que
piensan que una vida sexual activa es imprescindi-
ble, y a los viejos que piensan que algo debe andar
mal si ya no pueden desplegar una actividad sexual.

Hemos hablado sobre todo de las mujeres, pero
las mismas afirmaciones se pueden hacer sobre los
hombres. Al igual que las mujeres, algunos hombres desean y necesitan llevar una vida sexual muy
activa. Algunos experimentan unos orgasmos en los
que participa todo el cuerpo mientras que otros sólo
alcanzan clímax genitales. Algunos desean aprender
a experimentar orgasmos múltiples. Otros quieren
explorar las sensaciones sexuales derivadas del estímulo de la glándula prostática. Otros necesitan que
les mimen y les abracen. Para muchos, sin embargo,
todas estas cosas carecen de interés e importancia.
No hay *una* manera que sea mejor. Hay *muchos* estilos de vida que son buenos y satisfactorios.

De una cosa no cabe duda. En materia sexual,
como en muchos otros campos, somos unas criaturas aficionadas a la variedad. Kinsey fue uno de los
primeros en decirnos quien hace qué con quién. ¿Es
una manera mejor que otra? ¿Quién puede juzgar en
nombre de otro? Aunque el estilo de vida que elige
cada uno de nosotros está relacionado con su heren-
cia biológica, la estructura básica del carácter y los
antecedentes culturales, mientras el estilo de vida
que se elija sea satisfactorio desde el punto de vista
personal y no resulte perjudicial ni para otro ser
humano ni para uno mismo, no hay razón para po-
nerlo en entredicho, evaluarlo o situarlo en un determinado lugar de una escala de mejor a peor.

Es probable que muchos hombres y mujeres que lean este libro quieran explorar las posibilidades de la respuesta orgásmica a través del estímulo del punto G, o las de la eyaculación femenina, o bien que deseen saber algo más sobre el tono muscular de su pelvis o la próstata. Muchos querrán descubrir si pueden añadir algo más a su repertorio de respuestas sexuales para variar un poco e intensificar su placer. Saquen el mejor partido a la información. Dejen que ésta les apoye, les instruya, les guíe. No permitan que les tiranice ni que les diga lo que deben sentir, ser o hacer.

Mientras tengan en cuenta que «lo mejor es enemigo de lo bueno», *lo bueno podrá convertirse en lo mejor* en cualquier momento porque *es* lo que ustedes experimentan.

APÉNDICES

APÉNDICE A

Aparatos para el adiestramiento del músculo pubococcígeo

El primitivo perineómetro de Kegel funcionaba por presión neumática y medía los desplazamientos de las paredes vaginales bajo la influencia de los músculos pubococcígeos que los rodean. La miografía vaginal, por el contrario, mide directamente la actividad eléctrica del propio músculo pubococcígeo.

La sigla EMG se refiere a la biorrealimentación electromiográfica desarrollada como forma de terapia en la pasada década. Cuando se los coloca sobre un músculo, los sensores electromiográficos detectan las minúsculas cargas eléctricas que tiene lugar cuando las fibras musculares son activadas por los nervios. El total acumulado de estas diminutas cargas, medido en microvoltios, proporciona una exacta medición de la cantidad total de actividad muscular.

La electromiografía se utiliza ampliamente hoy en día en la rehabilitación de los músculos de las víctimas de apoplejías y parálisis, pero en el pasado los investigadores tropezaban con dificultades para aplicar a la pared vaginal los tradicionales electrodos de aproximadamente dos centímetros y medio de diámetro. La prueba del miógrafo vaginal, que se vende bajo el nombre comercial de «perineómetro electrónico» (Electronic Perineometer), es una solución que muchos terapeutas consideran adecuada para uso doméstico y de consultorio. Puede solicitarse información sobre el perineómetro electrónico a Health Technology Inc. (262 Percival Avenue, Kensington, Connecticut 06037). La empresa Health Technology patrocina también anualmente un programa de técnicas de miografía vaginal para profesionales en diversas ciudades.

El perineómetro electrónico se puede utilizar con cualquiera de los aparatos de biorrealimentación electromiográfica existentes en el mercado. Recientemente se han puesto a la venta dos nuevos productos especialmente diseñados para ser utilizados con el perineómetro electrónico en la evaluación y adiestramiento del músculo vaginal tal como se describe en este libro. El perineómetro clínico es un aparato de sobremesa destinado a facilitar una completa evaluación diagnóstica de la fuerza, tensión y control del músculo pubococcígeo. Incluye un registrador con tira de gráfico (similar al de un electrocardiógrafo) que permite un examen detallado de las pautas de la contracción muscular. Una franja luminosa y un tono audible proporcionan biorrealimentación con vistas al adiestramiento. El perineómetro individual es una unidad manual que la paciente se puede llevar a casa y está destinada a ser utilizada durante las primeras semanas de adiestramiento del músculo pubococcígeo. Incluye una franja luminosa y un tono que facilitan la necesaria biorrealimentación. Ambos aparatos incluyen el electrodo del perineómetro electrónico, suministrado también por la empresa Health Technology.

Kegel recomendaba que se utilizara siempre un «dispositivo de resistencia» como parte de su programa de adiestramiento muscular por motivos médicos o en los casos de grave debilidad o atrofia muscular. Se ha puesto a la venta un nuevo dispositivo fabricado en sólido látex que se adapta cómodamente a la vagina durante los ejercicios. Se llama Femtone Isometric Vaginal Exerciser y está a la venta en J. & L. Feminine Research Center (2509 Campbell Avenue, Suite 190-Gl, Tucson, Arizona 85719).

Aunque el «Femtone» está destinado expresamente al adiestramiento de la musculatura pubococcígea femenina, se pueden obtener resultados análogamente buenos mediante la utilización de un miembro artificial de látex. Estos se venden habitualmente en los establecimientos especializados en objetos sexuales. Las personas que no deseen adquirirlos directamente en la tienda pueden comprarlos por correspondencia. Existen varias empresas dedicadas a la venta por correo y entre ellas podemos citar Eve's Garden (103 South Street, Boston, Massachusetts 02111), Adam and Eve (P.O. Box 800, Carrboro, North Carolina 27510),

Good Vibrations (3416 22 Street, San Francisco, California 94110) y The Xandra Collection (P.O. Box 31039 San Francisco, California 94131).

En el Institute for Sexual Awareness (P-O. Drawer 828, Upper Montclair, New Jersey 07043) venden un nuevo aparato vaginal fabricado en sólido latón. En los últimos años se han puesto a la venta varios otros dispositivos, incluidos diversos perineímetros a presión neumática o bien llenos de líquido. Muchos de ellos pueden ser útiles para las mujeres que tratar de mejorar su musculatura pubococcígea, pero no los hemos estudiado sistemáticamente.

En las empresas dedicadas a la venta por correo arriba citadas se pueden adquirir dos aparatos destinados a estimular eléctricamente el músculo pubococcígeo. Son el Vagitone y el Vagette #76.

El «perineómetro electrónico» (patentes en trámite) es una marca registrada de Health Technology, Inc. El «perineómetro clínico» y el «perineómetro individual» son marcas registradas de Farell Instruments, Inc. El Femtone Isometric Vaginal Exerciser es una marca registrada de J. & L. Feminine Research Center. El Vagette #76 es una marca registrada de Myodynamics, Inc.

APÉNDICE B

Resumen, tablas y conclusiones de Women and Bioenergetic Analisis **(Las mujeres y el análisis bioenergético), de Alice Kahn Ladas y Harold Ladas.**

Creencias, experiencias y prácticas sexuales de ciento treinta y cuatro mujeres (miembros del Institute for Bionergetic Analysis en el que se utiliza una terapia corporal de tipo neofreudiano).

Resumen

Se envió por correspondencia un cuestionario a las ciento noventa y ocho mujeres que en 1977 pertenecían como miembros al Institute for Bioenergetic Analysis (Instituto de Análisis Bioenergético), una organización de adiestramiento psicoterapéutico corporal de tipo neofreudiano. Un sesenta y ocho por ciento de ellas (ciento treinta y cuatro) nos devolvió respuestas válidas. Las áreas cubiertas por el cuestionario incluían los efectos que habían observado en sí mismas y en sus pacientes, una evaluación de sus puntos de vista sobre la teoría bioenergética y sus creencias, experiencias y prácticas sexuales. Este trabajo está centrado sobre todo en las experiencias y creencias heterosexuales.

Tal como se había predicho, un ochenta y uno por ciento de las participantes señaló que había observado una mejora en su vida sexual gracias al tratamiento. Inesperadamente, nada menos que un ochenta y siete por ciento de las participantes discrepó de una o varias de las teorías del doctor Alexander Lowen, fundador del análisis bioenergético, aplicadas a la sexualidad femenina. Aunque

TABLA 1

Efecto del análisis bioenergético en las mujeres sometidas a estudio (134)

Resultado	Porcentaje relativo que lo considera útil	Porcentaje corregido que lo considera útil **
Autoafirmación	89	94
Respiración	88	94
Amor propio	86	93
Capacidad de experimentar placer	86	92
Capacidad de amar	83	89
Salud física	79	74
Capacidad para afrontar la depresión	79	84
Disminución de la tensión muscular crónica	77	83
Nivel de energía	77	83
Unificación de los sentimientos sexuales y de ternura en la relación	68	73
Movimiento involuntario durante el orgasmo	63	67
Hallazgo de un compañero	45	49
Trastornos del sueño	33	38
Menopausia *	17	18
Menstruación	16	17
Interacción con los niños *	7	7
Lucha contra hábitos no deseados, por ej., comer en exceso	23	30
Fumar	12	17
Deleite en la lactancia materna *	5	6
Modalidad de alimentación infantil elegida *	5	6

* Casi todos los sujetos respondieron «No aplicable».
** Corregido mediante la sustracción de las participantes que no contestaron.

un setenta y tres por ciento de las participantes informó de que experimentaba el orgasmo vaginal, un ochenta y siete por ciento consideró, no obstante, que el clítoris reviste importancia y no debe ser ignorado.

TABLA 2

Efecto del análisis bioenergético sobre las respuestas sexuales

Resultado	Antes del A.B. Sí	No	Después del A.B. Sí	No	Cambio de porcentaje
¿Ha cambiado su experiencia del clímax sexual tras haberse sometido al análisis bioenergético?			81	19	81
En caso afirmativo, cómo:					
Experiencia corporal más generalizada			59		
Respiración más profunda			62		
Movimiento más libre de la pelvis			54		
Más movimiento involuntario de la pelvis			43		
Menos fantasía			23		
Más sensación de dulzura			45		
Sensación más profundamente centrada en la vagina			41		
¿Ha experimentado usted un orgasmo (en contraste con el clímax sexual)?	51	49	80	20	29
¿Ha experimentado usted descargas de energía en las paredes y en lo más hondo de su vagina?	44	56	66	34	22
¿Ha experimentado usted flujos?	36	64	76	24	40

Nota: Porcentaje corregido con eliminación de datos erróneos.

TABLA 3

Las mujeres consideran el papel del clítoris

Resultado	Antes del A.B.		Después del A.B.	
	Sí	No	Sí	No
¿Ha experimentado usted un clímax sexual sin ningún estímulo especial del clítoris?	60	40	73	27
¿A través del coito con estímulo del clítoris por parte de su pareja?	78	22	81	19
¿A través del coito con estímulo del clítoris por su propia cuenta?	42	58	51	49
¿A través del estímulo del clítoris, sin coito?	83	17	87	13

Nota: Porcentaje corregido mediante la eliminación de los datos erróneos.

231

TABLA 4

Acuerdos y discrepancias con la teoría del análisis bioenergético [1]

Afirmación teórica	Discrepan fuertemente	Discrepan	Sin opinión	Están de acuerdo	Están plenamente de acuerdo	Total [**]
«El hombre es el puente que une a la mujer con el mundo exterior.»	62	24	4,5	3,0	1,5	86 [**]
El estímulo del clítoris (directa o indirectamente) durante el acto sexual no es importante para la mujer madura.	51	36	2,4	10,3	5,3	87 [**]
«El orgasmo clitorideo se nota en la superficie de la vagina como un goteo de dulce placer. El alivio no es satisfactorio.»	43	35	5	10,0	1,5	78 [**]

«El estímulo táctil en sí mismo no es un factor causante de la excitación erótica.»	17	53	4	17,0	2,0	70 **
A menudo es útil que un hombre retrase su clímax hasta que la mujer alcance el suyo.	6	6	10	58,0	19,0	77 ***
Muchas mujeres necesitan un estímulo directo o indirecto del clítoris para alcanzar el clímax sexual.	2	1	3	62,0	26,0	88 ***
En atención al bienestar de ambos, los hombres deberían ayudar a sus mujeres a recibir estímulo directo o indirecto del clítoris cuando lo desearan.	—	2	4	56,0	30,0	86 ***

Nota: Porcentaje corregido mediante la eliminación de los datos erróneos.
* Según la formulación de Alexander Lowen en *Love and Orgasm* (Amor y orgasmo).
** Total de las que discrepan fuertemente y las que discrepan.
*** Total de las que están plenamente de acuerdo y las que están de acuerdo.

Conclusión

Las mujeres del análisis bioenergético no están auténticamente convencidas, lo cual confiere ulterior crédito a los resultados del estudio. Las participantes creen sin la menor duda que ellas y sus clientes se han beneficiado del tratamiento mediante análisis bioenergético, aunque no están de acuerdo con algunos puntos de la teoría. A pesar de ello y a pesar del hecho de que una de las principales ventajas que reporta el análisis bioenergético es un aumento de la capacidad de autoafirmación (ochenta y nueve por ciento), a las mujeres no les resultó fácil manifestar sus discrepancias ni de palabra durante las reuniones ni por escrito. Tal vez ello constituya en parte un problema político.

Fundamentalmente, los problemas que se plantean en el Institute for Bioenergetic Analysis (Instituto de Análisis Bioenergético) y en sus filiales son un reflejo de la clase de dificultades con que tropiezan generalmente las mujeres en nuestra sociedad. Nos encontramos en un período en el que todos nosotros nos estamos replanteando nuestros roles sexuales. Nuestra forma de pensar está fuertemente influida por las ideas en las que vivimos inmersos y nuestras acciones y percepciones también sufren la influencia de estas ideas. Tendrá que pasar mucho tiempo antes de que empecemos a cambiarlas y, como consecuencia de ello, a percibir y actuar de una manera distinta. Una forma de iniciar este proceso consiste en hablar unos con otros, escucharnos unos a otros y empezar a dialogar. Tal vez nuestro estudio facilite este proceso.

Pueden solicitarse copias de esta monografía de veintisiete páginas a la Connecticut Society for Bioenergetic Analysis, 2804 Whitney Avenue, Hamden, Connecticut 06518.

CUESTIONARIO SOBRE LA SEXUALIDAD FEMENINA

Trabajo en curso
(casos analizados hasta la fecha: 131)

Alice K. Ladas

Este cuestionario tiene carácter de sondeo y se propone facilitar información acerca de lo que opinan los profesionales. No pretendemos ofrecer datos sobre tendencias fundamentales o variaciones entre la población profesional. Las cifras en cursiva corresponden a porcentajes, a no ser que se indique otra cosa. Cuando los porcentajes no suman 100, ello significa que los participantes habían incluido categorías adicionales.

Instrucciones: Si es usted mujer, responda a todas las preguntas. Algunas preguntas se refieren a la pareja. Si es usted hombre, conteste a las preguntas destinadas a su compañera.

Facilite una respuesta a cada afirmación, a no ser que se indique otra cosa.

	Número de participantes que contestaron
Mi sexo anatómico es:	
1. *19* varón 2. *81* hembra	131
Mi preferencia sexual es:	
1. *95* heterosexual 2. *2* homosexual	
3. *4* bisexual	130

Si establece usted una distinción entre clímax y orgasmo, ¿cuáles son, según usted, algunas de las diferencias? (ponga una señal en una de las dos columnas).

Clímax		Orgasmo	*Número de participantes que contestaron*
12	Respiración más profunda	*87*	60
10	Los latidos del corazón se aceleran más	*90*	61
3	Las contracciones involuntarias se extienden a todo el cuerpo	*92*	63
10	Se producen ruidos involuntarios	*80*	59
43	Se producen contracciones involuntarias sobre todo en la zona pelviana	*50*	54
14	Otras características — descríbalas	*57*	7

¿Hay terminaciones nerviosas sensoriales en la vagina?
1. *56* sí   2. *16* no   3. *28* no sabe   127

¿Hay algún lugar (o lugares) especialmente sensible en su vagina? (Indique lo que corresponda.)
1. *78* sí   2. *12* no   3. *10* no sabe   101
1. *31* uno   2. *40* dos   3. *29* más de dos   55

¿Hay algún punto especialmente sensible en la vagina de su compañera y recibe dicho punto estímulo durante el coito?
1. *71* sí   2. *14* no   3. *14* a veces   21

¿Hay algún punto especialmente sensible en su vagina y recibe dicho punto estímulo durante el coito?
1. *46* sí   2. *6* no   3. *47* a veces   93

¿Qué posiciones estimulan mejor este punto? (Haga una señal en la respuesta que corresponda).*
67   penetración por delante
24   mujer de rodillas
5   penetración anal
29   penetración por detrás - mujer boca abajo
19   penetración por detrás - mujer de lado
10   otra - descríbala

¿Hay algún punto especialmente sensible en su vagina, se puede estimular manualmente?
1. *58* sí   2. *22* no   3. *20* no sabe   95

¿Existe la eyaculación femenina?
1. *32* sí   2. *28* no   3. *39* no sabe   127

¿Tiene usted experiencia personal con la eyaculación femenina?
1. *32* sí   2. *73* no   111

Si es mujer, ¿eyacula usted?
1. *12* sí   2. *37* no   3. *39* no está segura
4. *12* a veces   98

¿Ha temido usted alguna vez orinarse durante la excitación sexual?
1. *42* sí   2. *57* no   125

¿Ha temido su pareja alguna vez orinarse durante la excitación sexual?
1. *16* sí   2. *81* no   81

* **Número de participantes y no porcentaje en este caso.**

¿Le ha parecido alguna vez que se orinaba durante un clímax sexual?
    1. *31* sí   2. *69* no   127

¿Le ha parecido alguna vez que su pareja se orinaba durante un clímax sexual?
    1. *11* sí   2. *88* no   103

¿Ha reprimido alguna vez un clímax sexual por temor a orinarse?
    1. *17* sí   2. *81* no   121

En caso de creer que se había orinado, ¿qué sintió?
    1. *32* satisfacción   2. *27* vergüenza
    3. *29* otras cosas (especifique)   44

En caso de creer que su pareja se había orinado, ¿qué sintió?
    1. *32* satisfacción   2. *3* vergüenza
    3. *9* repugnancia   4. *56* otras cosas   34

Si es usted mujer, ¿experimenta el clímax a través del coito sin un estímulo especial del clítoris?
    1. *40* sí   2. *25* no   3. *35* ocasionalmente   104
Nota: 40 + 35 = ¡75 por ciento!

Si es usted varón, ¿experimenta su principal pareja en estos momentos el clímax a través del coito sin un estímulo especial del clítoris?
    1. *63* sí   2. *29* no   3. *4* ocasionalmente   24

¿Establece usted una distinción entre los clímax clitorideos y los vaginales?
    1. *55* sí   2. *35* no   3. *10* no sabe   129

Experimenta usted (o su pareja):
    1. *12* clímax clitorideo   2. *8* clímax vaginal
    3. *78* ambos   107

Si usted (o su pareja) experimenta ambos clímax, ¿cuál de ellos prefiere?
    1. *4* clitorideo   2. *37* vaginal
    3. *58* ambos   97

¿Experimenta usted (o su pareja) más de una clase de clímax vaginal?
    1. *26* sí   2. *32* no   3. *42* no sabe   107

¿Experimenta usted (o su pareja) el clímax como consecuencia de una combinación de clímax clitorideo y vaginal?
    1. *84* sí   2. *7* no   3. *9* no sabe   121

---

* Número de participantes y no porcentaje en este caso.

En caso afirmativo, ¿qué clase de clímax prefiere usted (o su pareja)?
1. *6* clitorideo   2. *22* vaginal
3. *34* mezclados   4. *35* las tres cosas   106
Nota: 34 + 35 = ¡sesenta y nueve por ciento!

Como consecuencia del estímulo clitorideo, experimenta usted (o su pareja):
1. *33* un clímax   2. *20* un orgasmo
3. *41* ambas cosas en distintos momentos
4. *1* ninguna de las dos cosas   111

Como consecuencia de la penetración vaginal, experimenta usted (o su pareja):
1. *8* un clímax   2. *30* un orgasmo
3. *36* ambas cosas en distintos momentos
4. *23* ninguna de las dos cosas   116

Cuando se combina el estímulo del clítoris con la penetración vaginal, experimenta usted (o su pareja):
1. *10* un clímax   2. *34* un orgasmo
3. *43* ambas cosas en distintos momentos
4. *9* ninguna de las dos cosas   117

Prefiere usted (o su pareja):
1. *7* el estímulo clitorideo
2. *17* el estímulo vaginal
3. *4* ninguna de las dos cosas
4. *70* ambas cosas   122

Prefiere usted (o su pareja):
1. *6* un clímax   2. *49* un orgasmo
3. *41* ambas cosas en distintos momentos   108

¿Utiliza o ha utilizado usted (o su pareja) un diafragma?
1. *63* sí   2. *37* no   123

En caso afirmativo, ¿modificó el uso del diafragma su experiencia del clímax a través del acto sexual?
1. *20* sí   2. *25* no   3. *21* a veces
4. *34* no sabe   87

En caso afirmativo, ¿de qué manera? (Señale lo que corresponda) *
11 No alcanzaba el orgasmo con tanta facilidad
6 No alcanzaba el orgasmo en absoluto
20 La respuesta era menos intensa
0 No eyaculaba

---

* Número de participantes y no porcentaje en este caso.

¿Ha experimentado usted (o su pareja) alguna vez un clímax «interno» o vaginal sin alcanzar un orgasmo?
1. *30* sí   2. *18* no   3. *50* no sabe — 109

Si usted (o su pareja) posee un punto especialmente sensible en la vagina, ¿qué factores desempeñan un papel para poder alcanzarlo y estimularlo? (Señale lo que corresponda)
32   La longitud del miembro del hombre
25   La circunferencia del miembro del hombre
33   El ángulo del miembro erguido
11   El hecho de utilizar o no un diafragma
36   La utilización de los dedos
77   La posición utilizada durante el coito
56   La intensidad de los sentimientos que me inspira mi pareja
55   La capacidad de mover la pelvis de mi pareja
61   Mi capacidad de mover la pelvis

Si la longitud del miembro es importante, ¿cuál de ellos alcanza el punto con más facilidad?
0   un miembro corto
32   un miembro mediano
44   un miembro largo
20   no sabe — 50

Si la circunferencia del miembro es importante, ¿qué anchura alcanza mejor el punto?
2 pequeña   *30* mediana   *43* grande
25 no sabe — 44

Si el diafragma es un factor, ¿cómo se estimula el punto más fácilmente?
1. *0* con diafragma   2. *96* sin diafragma — 24

Si la utilización de los dedos es un factor, ¿cómo se estimula el punto más fácilmente?
1. *51* con los dedos   2. *40* con el miembro
3. *2* de otra manera (especifique) — 47

Si la posición durante el coito es importante, ¿en qué posición se alcanza el punto más fácilmente? (Señale lo que corresponda) *
49   La mujer encima del hombre
52   El hombre encima de la mujer (el uno de cara al otro)

239

16 El hombre encima de la mujer con la
mujer tendida boca abajo
18 El hombre encima de la mujer con la
mujer de rodillas

Por favor, añadan los comentarios que deseen acerca del
cuestionario y sus temas.

Conclusión

A pesar de la predominante opinión que se oponía o bien
hacía caso omiso de muchas de las creencias expuestas en
el cuestionario, como, por ejemplo, la presencia de un punto sensible en la vagina, la eyaculación femenina o los distintos tipos de orgasmos, un considerable número de profesionales afirmaron creer en la existencia de dichos fenómenos. Por consiguiente, los resultados de este estudio confirman ulteriormente los hallazgos de laboratorio de Perry
y Whipple y completan nuestro conocimiento del continuo
que se extiende desde el clímax hasta el orgasmo.

NOTAS

INTRODUCCIÓN

1. Solomon E. Asch, *Studies of Independence and Conformity*, pp. 1-70. Alice K. Ladas, *Breastfeedings: The Less Available Option*, pp. 317-346.

1. UNA NUEVA SÍNTESIS

1. Leah Schaefer, *A History of the Society for the Scientific Study of Sex*.
2. En la Inglaterra victoriana se publicaban libros de «moralidad menor» que eran como una especie de manuales de la urbanidad, las costumbres y la etiqueta de la época.
3. Richard von Krafft-Ebing, *Psychopathia Sexualis*.
4. Sigmund Freud, *The Voice of Sigmund Freud*.
5. Sigmund Freud, *New Introductory Lectures on Psycho-Analysis*, p. 135.
6. Karen Horney, *The Flight from Womanhood*, p. 72.
7. Margaret Mead, *Male and Female*, pp. 217-218.
8. Edward Brecher, *The Sex Researchers*, p. 105.
9. Ibíd., p. 117. Véase Wardell B. Pomeroy *et al.*, *Taking a Sexual History*.
10. Alfred Kinsey, Wardell B. Pomeroy, Clyde E. Martin y Paul H. Gebhard, *Sexual Behavior in the Human Female*, páginas 574-580.
11. Zwi Hovh, *The Sensory Arm of the Female Orgasmic Reflex*, p. 6.
12. Alice K. Ladas y Harold S. Ladas, *Women and Bioenergetic Analysis*, pp. 5-8.
13. Martin Weisberg, *A Note on Female Ejaculation*, p. 90.

14. J. Lowndes Sevely y J. W. Bennett, *Concerning Female Ejaculation and the Female Prostate*, pp. 10-15.

15. Edwin G. Belzer, hijo, *Orgasmic Expulsions of Women*, páginas 10-11.

2. EL PUNTO DE GRÄFENBERG

1. Ernst Gräfenberg y Robert L. Dickinson, *Conception Control by Plastic Cervix Cap*, pp. 337-338.

2. Ernst Gräfenberg, *The Role of Urethra in Female Orgasm* (1950), p. 146.

3. Las observaciones de Gräfenberg han sido confirmadas también recientemente por Hoch: «En forma repetida y regular, se observó que la pared anterior de la vagina era extremadamente sensible y excitable con una excitación más ligera pero de intensidad muy similar, aunque en cierto modo con características distintas a la del clítoris ... y, en algunas mujeres, el estímulo de la pared anterior de la vagina resultó todavía más eficaz que el estímulo directo del clítoris», Zwi Hoch, *The Sensory Arm of the Female Orgasmic Reflex*, p. 5.

4. Ernst Gräfenberg, *The Role of Urethra*, (1953), p. 119.

5. A. C. Kinsey, W. B. Pomeroy, C. E. Martin y P. H. Gebhard, *Sexual Behavior in the Human Female*, p. 580.

6. Ernst Gräfenberg, *The Role of Urethra* (1953), p. 118.

7. Ibíd., p. 119.

8. Elaine Morgan, *The Descent of Woman*, pp. 85-86.

9. Ernst Gräfenberg, *The Role of Urethra*, cit., p. 119.

10. Bronislaw Malinowski, *The Sexual Life of Savages*, p. 398.

11. William Masters, comunicación presentada en la Cuarta Reunión Nacional de la American Association of Sex Educators, Counselors and Therapists, San Francisco, 4 de abril de 1981.

12. Federación de Centros Sanitarios Feministas, *A New View of a Woman's Body*, p. 43.

13. Zwi Hoch, *The Sensory Arm*, p. 6.

14. Ernst Gräfenberg, *The Role of Urethra in the Female Orgasm* (1950), p. 146.

15. Ernst Gräfenberg y Robert L. Dickinson, *Conception Control*, pp. 337-338.

16. Regnier de Graaf, *New Treatise Concerning the Generative Organs of Women*, pp. 103-107.

17. John D. Perry, Beverly Whipple y Edwin G. Belzer, *Female Ejaculation by Digital Stimulation of the Gräfenberg Spot*, página 10.

18. Franklin P. Johnson, *The Homologue of the Prostate in the Female*, p. 14.

19. George T. Caldwell, *The Glands of the Posterior Female Urethra*, pp. 631-632.

20. John W. Huffman, *Clinical Significance of the Paraurethral Ducts and Glands*, p. 615.

21. Alfred I. Folsom y Harold A. O'Brien, *The Female Obstructing Prostate*, p. 375.

22. Huffman volvió a publicar trabajos en 1948 y 1951 a propósito de la anatomía de los conductos parauretrales y su significado clínico. Hay «numerosos (y no simplemente dos, como los descritos por Skene) conductos y bolsas con revestimiento epitelial que desembocan en el tercio más distante de la uretra femenina» (John W. Huffman, *Clinical Significance*, página 615). Este autor los consideraba un homólogo de la próstata masculina, si bien a él sólo le interesaban desde un punto de vista médico y no ya desde el punto de vista del placer

En 1950, tres médicos confirmaron la opinión de Huffman en el sentido de que las glándulas de Skene eran más vastas de lo que Skene había imaginado y «penetraban profundamente en la pared uretrovaginal» (J. V. Ricci, J. R. Lisa y C. H. Thom, *The Female Urethra*, p. 505). Llamaron la atención sobre el hecho de que el tercio exterior de la uretra posee un plexo vascular y el tercio medio posee una capa de haces musculares muy vascularizados.

23. Samuel Gordon Berkow, *The Corpus Spongeosum of the Urethra*, p. 350.

24. John D. Pery y Beverly Whipple, *Female Ejaculation by Gräfenberg Spot Stimulation; Epecial Presentation*, p. 10.

3. LA EYACULACIÓN FEMENINA

1. Regnier de Graaf, *New Treatise Concerning the Generative Organs of the Woman*, p. 107.

2. Edwin G. Belzer, *Orgasmic Expulsions of Women*, p. 6.

3. Theodore H. van de Velde, *Ideal Marriage*, p. 178.

4. Phil Kilbraten, antropólogo, Bryn Mawr College, comunicación personal, 26 de abril de 1980.

5. Ernst Gräfenberg, *The Role of Urethra in Female Orgasm* (1950), p. 147.

6. Ibíd., p. 147.

7. Frank Addiego *et al.*, *Female Ejaculation: A Case Study*, página 9.

Los resultados del análisis de la composición de las muestras de líquido eyaculado y orina citados en este estudio se reproducen en la tabla de la página 244.

Muestras	Fosfatasa ácida prostática (unidades sigma/ml)	Urea (mMol/l)	Creatinina (µMol/l)	Glucosa (mg/100 ml)
Líquido eyaculado				
1	21,25	125,0	1780,0	21,5
2	8,55	27,0	1070,0	37,0
3	33,00	***	***	48,0
4	23,75	80,0	3800,0	54,0
M	21,6	77,3	2216,7	40,1
SD	10,1	49,1	1416,4	14,3
Orina				
5	0,15	240,0	14000,0	50,0
6	0,15	160,0	9600,0	3,5
7	0,10	204,0	14000,0	3,5
M	0,13	201,0	12533,0	19,0
SD	0,03	40,0	2540,0	26,8
t (df) ****	3,60 **	3,39 (4) *	6,14 (4) **	1,36 (5)

   * $p < .05$.
   ** $p < .01$.
   ***   No determinado debido a muestra insuficiente.
   ****   Test unilateral.

8. J. Lowndes Sevely y J. W. Bennett, *Concerning Female Ejaculation and the Female Prostate*, p. 1.

9. Ibíd., p. 6. Los homólogos en las anatomías femenina y masculina pueden verse en la siguiente tabla:

1. Los niveles de fosfatasa ácida prostática se determinaron utilizando la prueba de Inhibición de Ácido Tartárico.

Hembra adulta	*Varón adulto*
Ovario	Testículo
Vagina (superior)	Vagina masculina
Útero	Utrículo prostático
Trompas de Falopio	Testículo accesorio
Canales y conductos de Gartner	Vesículas seminales
	Vaso deferente
	Epidídimo
Vejiga	Vejiga
Uretra	Uretra prostática
Vestíbulo	Uretra del miembro
Labios menores	Tubo uretral del miembro
Labios mayores	Escroto
Clítoris	Miembro
Glándulas de Bartolino (glándulas vestibulares)	Glándulas de Cowper (glándulas bulbouretrales)
Glándula prostática (glándulas uretrales)	Glándula prostática (glándulas uretrales)

* Adaptado de Money (1952), Moore (1974) y Sevely (Nota 1).

10. William Masters y Virginia Johnson, *Human Sexual Response*, p. 135.
11. Alfred Kinsey et al., *Sexual Behavior in the Human Female*, p. 634-635.
12. Germaine Greer, *The Female Eunuch*, p. 240.
13. J. Lowndes Sevely y J. W. Bennett, ibíd, p. 17.
14. Bronislaw Malinowski, *The Sexual Life of Savages*, pp. 167-168.
15. John D. Perry y Beverly Whipple, *Can Women Ejaculate? Yes!*, p. 55.

4. LA IMPORTANCIA DE UNOS MÚSCULOS PELVIANOS EN BUEN ESTADO

1. Helen Singer Kaplan, *The New Sex Therapy*, pp. 26-31.
2. Elizabeth Noble, *Essential Exercises for the Childbearing Years.*
3. W. J. Brown, *Flora Microbial in Infections of the Vagina*, p. 423.
La observación de una posible relación entre la tensión de la musculatura pelviana y las infecciones del tracto urinario ha sido confirmada recientemente por un urólogo. Véase R. A. Schmidt y E. A. Tanagho, *Urethral Syndrome or Urinary Tract Infection?*, pp. 424-427.

245

4. Thomas H. Green, *Urinary Stress Incontinence*, pp. 368 400.
5. Martin Weisberg, *Lax Vaginal Muscles*, pp. 9-10.
6. Theodore H. van de Velde, *Ideal Marriage*, p. 60.
7. Ibíd., p. 70.
8. Arnold H. Kegel, *Stress Incontinence of Urine in Women*, pp. 487-499.
9. Georgia Kline-Graber y Benjamin Graber, *Women's Orgasm*, p. 77.
10. Georgia Kline-Graber y Benjamin Graber, *Female Orgasm: Role of the Pubocuccygeus Muscle*, pp. 348-351. Véase también Benjamin Graber (ed.), *Circumvaginal Musculature and Sexual Function*.
11. John D. Perry y Beverly Whipple, *Pelvic Muscle Strength of Female Ejaculators: Evidence in Support of a New Theory of Orgasm*, pp. 22-39.
Las veinticuatro mujeres que eyacularon alcanzaron en la miografía vaginal un promedio de 12 microvoltios, en comparación con los 7 microvoltios de las veintitrés mujeres que no eyacularon; una prueba estadísticamente significativa (p = .0005). Las cifras de Kegel estaban calculadas en milímetros de mercurio y tienden a doblar nuestras cifras calculadas en microvoltios. Véase también, *Vaginal Miography*, capítulo 5, en Benjamin Graber (ed.), *Circumvaginal Musculature*.
12. Cyril Fox, *Some Aspects and Implications of Coital Phisiology*, pp. 205-213; Cyril Fox y Beatrice Fox, *A Comparative Study of Coital Physiology*, pp. 319-336; y Cyril Fox, H. S. Wolff y J. A. Baker, *Measurement of Intra-Vaginal and Intra-Uterine Pressures During Human Coitus by Radio-Telemetry*, pp. 243-251.
13. Theodore H. van de Velde, *Ideal Marriage*, p. 70.
14. Bronislaw Malinowski, *The Sexual Life of Savages*, página 398.
15. Alexander Lowen, *Movement and Feeling in Sex*, p. 739.

5. NUEVAS INTERPRETACIONES DEL ORGASMO

1. Roger Williams, *Biochemical Individuality*, p. IX.
2. Alfred C. Kinsey, Wardell B. Pomeroy y Clyde E. Martin, *Sexual Behavior in the Human Male*, p. 639.
3. Irving Singer, *The Goals of Human Sexuality*, p. 15.
4. James L. McCary, *Human Sexuality*, p. 86.
5. Irving Singer, *The Goals of Human Sexuality*, cit., capítulo 5.
6. Alfred C. Kinsey *et al.*, *Sexual Behavior*, p. 386.
7. Josephine e Irving Singer, *Types of Female Orgasm*, p. 4.
8. En Francia, Gilbert Tordjman llegó a la conclusión de que los orgasmos «más profundos» descritos por Freud eran posible, basándose en su interpretación de los efectos de las lesiones de la columna vertebral; véase «New Realities in the study of the Female's Orgasm», *Journal of Sex Education and Therapy*, pp. 22-26. En California, el biólogo Julian Davidson for-

muló una hipótesis «bipolar» del orgasmo, basándose en la teoría de Singer y en las investigaciones sobre los estados de conciencia alterados; véase «Psychobiology of Sexual Experience», en *Psychobiology of Consciousness*, pp. 309-310.

9. John D. Perry y Beverly Whipple, *Two Devices for the Physiological Measurement of Sexual «Activity»*.

10. John D. Perry y Beverly Whipple, *Multiple Components of the Female Orgasm*, capítulo 9.

11. Patricia Gillan y G. S. Brindley, *Vaginal and Pelvic Floor Responses to Sexual Stimulation*, pp. 471-481.

12. Mary Jo Sholty, *Female Subjective Sexual Experience*.

13. Julian Davidson, *The Psychobiology of Sexual Experience*, p. 303.

14. Alexander Lowen, *Love and Orgasm*, p. 217.

15. Mina B. Robbins y Gordon D. Jensen, *Multiple Orgasms in Male*, pp. 21-26.

16. Wilhelm Reich, *The Function of the Orgasm*, pp. 72-87.

17. Alexander Lowen y Leslie Lowen, *The Way to Vibrant Health*, p. 7.

18. Alexander Lowen, *Movement and Feeling in Sex*, p. 741.

6. LO MEJOR ES ENEMIGO DE LO BUENO

1. Michael Carrera, *Sex*, p. 95.

2. Helen S. Kaplan, *The New Sex Therapy*.

3. Seymour Fisher, *Understanding the Female Orgasm*, p. 221.

4. Cynthia Jayne, *A Two-Dimensional Model of Female Sexual Response*.

5. Shere Hite, *The Hite Report*, pp. 57-63.

6. Mina B. Robbins y Gordon D. Jensen, *Multiple Orgasm in Males*, p. 23.

7. Avodah K. Offit, *The Sexual Self*, p. 12.

8. Luciano Pavarotti y William Wright, *Pavarotti: My Own Story*, p. 33.

9. W. Timothy Gallwey, *The Inner Game of Tennis*, p. 13.

10. Avodah K. Offit, cit., p. 29.

BIBLIOGRAFÍA

Addiego, Frank; Belzer, Edwin G., Jr.; Comolli, Jill; Moger. William; Perry, John D., y Whipple, Beverly, «Female Ejaculation: A Case Study», *The Journal of Sex Research*, 17 (1981): 13-21.

Asch, Solomon E., «Studies of Independence and Conformity, A Minority of One Against a Unanimous Majority», *Psychological Monographs*, 70 (1956): 1-70.

Austen, Leo, «Procreation Among the Trobriand Islanders» *Oceania*, 5 (1934-1935): 102-113.

Barbach, Lonnie Garfield, *For Yourself—The Fulfillment of Female Sexuality*, Doubleday, Nueva York, 1975.

Beach, Frank A. (ed.), *Human Sexuality in Four Perspectives*, Johns Hopkins University Press, Baltimore, 1977.

Belzer, Edwin G., Jr., «Orgasmic Expulsions of Women: A Review and Heuristic Inquiry», *The Journal of Sex Research*, 17 (1981): 1-12.

Bergler, Edmund, «The Problem of Frigidity», *Psychiatric Quarterly*, 18 (1944): 374-390.

Berkow, Samuel G., «The Corpus Spongeosum of the Urethra: Its Possible Role in Urinary Control and Stress Incontinence in Women», *American Journal of Obstetrics and Gynecology*, 65 (1953): 346-351.

Bohlen, Joseph G., y Held, J. P., «An Anal Probe for Monitoring Vascular and Muscular Events During Sexual Response», *Psychophysiology*, 16 (1979): 318-323.

Bonaparte, Marie, *Female Sexuality*, International Universities Press, Nueva York, 1953.

Brecher, Edward, *The Sex Researchers*, Specific Press, San Francisco, 1979.

Brecher, Ruth, y Brecher, Edward, *An Analysis of Human Sexual Response*, Signet Books, Nueva York, 1966.

Brown, W. J., «Microbial Flora in Infections of the Vagina», en *The Human Vagina*, ed. por E. S. E. Hafex y T. N. Evans, Elsevier/North Holland Biomedical Press, Amsterdam, 1978.

Bychowski, G., «Some Aspects of Psychosexuality in Psychoanalytic Experience», en *Psychosexual Development in Helath and Disease*, ed. por P. H. Hoc y J. Zubin, Grune and Stratton, Nueva York, 1949.

Caderone, Mary S., y Johnson, Eric W., *The Family Book About Sexuality*, Harper & Row, Nueva York, 1981.

Caldwell, George T., «The Glands of the Posterior Female Urethra», *Texas State Journal of Medicine*, 36 (1941): 627-632.

Campbell, B., y Petersen, W. E., «Milk "Let-down" and the Orgasm in the Human Female», *Human Biology*, 25 (1953): 165-168.

Carrera, Michael, *Sex: The Facts, the Acts and Your Feelings*, Crown, Nueva York, 1981.

Clark, R., *Freud: The Man and the Cause*, Random House, Nueva York, 1981.

Curtis, A. H.; Anson, B. J., y Chester, B. M., «The Anatomy of the Pelvic and Urogenital Diaphragms, in Relation to Urethrocele and Cystocele», *Surgery, Gynecology and Obstetrics*, 68 (1939): 161-166.

Davidson, Julian, «The Psychobiology of Sexual Experience», en *Psychobiology of Consciousness*, ed. por J. y R. Davidson, Plenum Press, Nueva York, 1980, pp. 309-310.

De Graaf, Regnier (1672), «New Treatise Concerning the Generative Organs of Women», en *Journal of Reproduction and Fertility*, suplemento n.° 17, 77-222, H. B. Jocelyn y B. P. Setchell, eds., Blackwell Scientific Publications, Oxford, Inglaterra, 1972.

Deutsch, H., *The Psychology of Woman* (vols. 1 y 2), Grune and Stratton, Nueva York, 1945.

Dickinson, Robert L., *Atlas of Human Sexual Anatomy*, Robert E. Krieger, Nueva York, 1971 (original, 1949).

Ellis, Albert, «Is the Vaginal Orgasm a Myth?», en *Sex, Society and the Individual*, ed. por A. P. Pillay y A. E. Ellis, International Journal of Sexology, Bombay, 1953.

Federation of Feminists Women's Health Centers, *A New View of a Woman's Body*, Simon and Schuster, Nueva York, 1981.

Fischer, Ann, «Reproduction in Truk», *Ethnology: An International Journal of Cultural and Social Anthropology*, 2 (1963): 526-540.

Fischer, Seymour, *Understanding the Female Orgasm*, Bantam Books, Nueva York, 1973.

—, *The Female Organs: Psychology, Physiology, Fantasy*, Basic Books, Nueva York, 1973.

Folsom, Alfred I., y O'Brien, Harold A., «The Female Obstrucing Prostate», *Journal of the American Medical Association*, 121 (1943): 573-580.

Ford, Clellan S., y Beach, Frank A., *Patterns of Sexual Behavior*, Harper and Brothers, Nueva York, 1952.

Fox, Cyril, «Some Aspects and Implications of Coital Physiology», *Journal of Sex and Marital Therapy*, 2 (1976): 205-213.

—, y Fox, Beatrice, «A Comparative Study of Coital Physiology with Special Reference to the Sexual Climax», *Journal of Reproductive Fertility*, 24 (1971): 319-336.

Fox, Cyril; Wolff, H. S., y Baker, J. A., «Measurement of Intra-Vaginal and Intra-Uterine Pressures During Human Coitus by Radio-Telemetry», *Journal of Reproduction and Fertility*, 22 (1970): 243-251.

Francoeur, Robert T., *Becoming a Sexual Person*, John Wiley and Sons, Nueva York, 1982.

Freud, Sigmund (1905), *Three Essays on the Theory of Sexuality*, Standard Edition, Hogarth Press, Londres, 7 (1953): 125-245.

— (1905), *Three Contributions to the Theory of Sex*, en *Basic Writings of Sigmund Freud*, ed. por A. A. Brill, Modern Library, Inc., Nueva York, 1938.

— (1917), *General Theory of the Neurosis*, Standard Edition, 16 (1963).

— (1920), *Beyond the pleasure Principle*, Standard Edition, Hogarth Press, Londres, 18 (1955): 3-64.

— (1923), *Some Psychical Consequences of the Anatomical Distinction Betwen the Sexes*, Standard Edition, 19 (1961): 248-258.

— (1926), *The Question of Lay Analysis, Conversations with an Impartial Person*, Standard Edition, Hogarth Press, Londres, 20 (1953): 183-258.

— (1933), *New Introductory Lectures on Psycho-Analysis: Femininity*, Standard Edition, Hogarth Press, Londres, 22 (1964): 112-135.

—, «The Voice of Sigmund Freud», grabado en 1938, con una presentación de Marie Coleman Nelson y producido por la National Psychological Association for Psychoanalysis.

Gallwey, W. Timothy, *The Inner Game of Tennis*, Random House, Nueva York, 1974.

Gillan, P., «Objective Measures of Female Sexual Arousal», *Proceedings of the Physiological Society*, 260 (1976): 64-65.

—, Brindley, G. S. «Vaginal and Pelvic Floor Responses to Sexual Stimulation», *Psychophysiology*, 16:5 (1979): 471-481.

Gladwin, Thomas, y Sarason, Seymour, B., *Truk: Man in Paradise*. Viking Fund Publications in Anthropology, 20, Werner-Gren Foundation for Anthropological Research, Nueva York, 1954.

Goff, Byron H., «An Histological Study of the Perivaginal Fascia in a Nullipara», *Surgery, Gynecology and Obstetrics*, 52:1 (1931): 32-42.

Goodenough, Ward H., *Premarital Freedom on Truk: Theory and Practice*, American Anthropological Association, 1949.

Graber, A., «Stress Incontinence in Women: A Review», *Obstetrics/Gynecology Survey*, 32 (1977): 565-577.

Graber, Benjamin, *Circumvaginal Musculature and Sexual Function*, S. Karger, Nueva York, 1982.

—, y Kline-Graber, Georgia, «Female Orgasm: Role of the Pubococcygeus», *Journal of Clinical Psychiatry*, 40 (1979): 34-39.

Gräfenberg, Ernst, «The Role of Urethra in Female Orgasm», *International Journal of Sexology*, 3 (1950): 145-148.

—, «The·Role of Urethra in Female Orgasm», en *Sex, Society and the Individual*, ed. por A. Pillay y A. Ellis, *International Journal of Sexology*, Bombay, 3 (1953): 118-120.

—, y Dickinson, Robert L., «Conception Control by Plastic Cervix Cap, *Western Journal of Surgery, Obstetrics and Gynecology*, 52 (1944): 335-340.

Green, Thomas H., «Urinary Stress Incontinence: Differential Diagnosis, Pathophysiology, and Management», *American Journal of Obstetrics and Gynecology*, 122 (1975): 368-400.

Greer, Germaine, *The Female Eunuch*, Bantam Books, Nueva York, 1970.

Hartman, William E., y Fithian, Marilyn A., *Treatment of Sexual Dysfunction*, Jason Aronson, Nueva York, 1974.

Henson, C.; Rubin, H. B., y Henson, D. E., «Women's Sexual Arousal Concurrently Assessed by Three Genital Measure», *Archives of Sexual Behavior*, 8 (1979): 459-469.

Hite, Shere, *The Hite Report*, Collier Macmillan Publishers, Nueva York, 1976.

Hoch, Zwi, «The Sensory Arm of the Female Orgasmic Reflex», *Journal of Sex Education and Therapy*, 6 (1980): 4-7

Hoon, E. F.; Hoon, P. W., y Wincze, J. P., «An Inventory for the Measurement of Female Sexual Arousability: The SAI», *Archives of Sexual Behavior*, 5 (1976): 291-300.

Horney, Karen, «The Denial of the Vagina», *International Journal of Psychoanalysis*, 14 (1933): 47-70.

—, *Feminine Psychology*, Norton Library, Nueva York, 1967.

—, «The Flight from Womanhood: The Masculinity-Complex in Women as Viewed by Men and by Women», en *Sex Differences*, ed. por P. Lee y R. S. Stuart, Urizen Books, Nueva York, 1976, pp. 57-73.

Huffman, John W., «The Detailed Anatomy of the Paraurethral Ducts in the Adult Human Female», *American Journal of Ostetrics and Gynecology*, 55 (1948): 86-101.

—, «The Development of the Paraurethral Glands in the Human Female», *American Journal of Obstetrics and Gynecology*, 46 (1943): 773-785.

—, «Clinical Significance of the Paraurethral Ducts and Glands», *Archives of Surgery*, 62 (1951): 615-626.

Janeway, Elizabeth, «Who Is Sylvia? On the Loss of Sexual Paradigms», en *Women: Sex and Sexuality*, ed. por Catharine Stimpson y Ethel Spector Person, University of Chicago Press, Chicago, 1980.

Jayne, Cynthia, «A Two-Dimensional Model of Female Sexual Response», *Journal of Sex and Marital Therapy*, 7 (1981): 3-30.

Johnson, Franklin P., «The Homologue of the Prostate in the Female», *Journal of Urology*, 8 (1922): 13-33.

Johnson, Warren R., y Belzer, Edwin G., Jr., *Human Sexual Behavior and Sex Education: With Historical, Moral, Legal, Linguistic, and Cultural Perspectives*, Lea and Febiger, Filadelfia, 1973.

Kaplan, Helen S., *The New Sex Therapy*, Brunner/Mazel, Nueva York, 1974.

—, *Illustrated Manual of Sex Therapy*, Quadrangle Books, Nueva York, 1975.

Kegel, Arnold H., «Progressive Resistance Exercise in the Functional Restoration of the Perineal Muscles», *American Journal of Obstetrics and Gynecology*, 56 (1948): 238-248.

—, «The Physiologic Treatment of Poor Tone and Frunction of the Genital Muscles and of Urinary Stress Incontinence», *Western Journal of Surgery, Obstetrics and Gynecology*, 57 (1949): 527-535.

—, «Stress Incontinence and Genital Relaxation», *CIBA Clinical Symposium*, 4 (1952): 35-51.

—, «Sexual Functions of the Pubococcygeus Muscle», *Western Journal of Surgery, Obstetrics and Gynecology*, 60 (1952): 521-524.

—, «Stress Incontinence of Urine in Women: Physiologic Treatment», *Journal of the International College of Surgeons*, 25 (1956): 487-499.

—, «Early Genital Relaxation», *Obstetrics and Gynecology*, 8 (1956): 245-250.

—, *Pathologic Psysiology of the Pubococcygeus Muscle in Women* 1956. Película que puede obtenerse a través de Morgan Camera Shop, 6262 Sunset Boulevard, Hollywood, CA 90028.

Kelly, G. L., *Sex Manual*, Southern Medical Supply Co., Augusta, Georgia, 8.ª ed., 1959.

Kinsey, Alfred C.; Pomeroy, Wardell B., y Martin, Clyde E., *Sexual Behavior in the Human Male*, W. B. Saunders, Filadelfia, 1948.

—; Pomeroy, Wardell B.; Martin, Clyde E., y Gebhard, Paul H., *Sexual Behavior in the Human Female*, W. B. Saunders Co., Filadelfia, 1953.

Kline-Graber, Georgia, y Graber, Benjamin, *A Guide to Sexual Satisfaction: Woman's Orgasm*, Popular Library, Nueva York, 1975.

—, y Graber, Benjamin, «Diagnosis and Treatment Procedures of Pubococcygeus Deficiencies in Women», en *Handbook of Sex Therapy*, J. LoPiccolo y L. LoPiccolo (eds.), Plenum Press, Nueva York, 1978.

—, *Woman's Orgasm: A Guide to Sexual Satisfaction*, Popular Library, Nueva York, 1975.

Krafft-Ebing, Richard von, *Psychopathia Sexualis*, traducción de F. J. Rebman, Physicians and Suregeons Book Company, Brooklyn, Nueva York, 1922.

Krantz, K. E., «Anatomy of the Urethra and Anterior Vaginal Wall», *Transactions of the American Association of Obstetricians, Gynecologists, and Abdominal Surgeons*, 61 (1950): 31-59.

Kronhausen, P., y Kronhausen, E., *The Sexualy Responsive Woman*, Grove Press, Nueva York, 1964.

Ladas, Alice K., «Breastfeeding: The Less Available Option», *The Journal of Tropical Pediatrics and Environmental Child Health*, 18 (1972): 317-346.

—, y Ladas, Harold S., «Women and Bioenergetic Analysis», monografía publicada por la Connecticut Society for Bioenergetic Analysis, Newington, Conn., 1981 (27 pp.).

—, «What Professionals Believe About Female Sexual Response», manuscrito inédito.

Lehfeldt, Hans, «Ernst Gräfenberg, and His Ring», *The Mt. Sinai Journal of Medicine*, 42 (1975): 345-352.

Levitt, E. E.; Knoovsky, M.; Freese, M. P., y Thompson, J. F., «Intravaginal Pressure Assessed by the Kegel Perineometer», *Archives of Sexual Behavior*, 8 (1979): 425-430.

Logan, T. G., «The Vaginal Clasp: A Method of Comparing Contractions Across Subjects», *The Journal of Sex Research*, 11 (1975): 353-358.

Lowen, Alexander, «Movement and Feeling in Sex», en *The Encyclopedia of Sexual Behavior*, ed. por Albert Ellis y Albert Abarbanel, Hawthorne Books, Nueva York, 1961.

—, *Love and Orgasm*, Macmillan, Nueva York, 1965.

—, *Betrayal of the Body*, Macmillan, Nueva York, 1967.

—, *Stress and Illness*, International Institute for Bioenergetic Analysis, Nueva York, 1980.

—, y Lowen, Leslie, *The Way to Vibrant Health: A Manual of Bioenergetic Exercises*, Harper & Row, Nueva York, 1977.

Malinowski, Bronislaw, *The Sexual Life of Savages*, Harcourt Brace & World, Nueva York, 1929.

Maly, Betty Joan, «Rehabilitation Principles in the Care of Gynecologic and Obstetric Patients», *Archives of Physical Medicine and Rehabilitation*, 61 (1980): 78-81.

Mandelstam, D., «The Pelvic Floor», *Prysiotherapy*, agosto 1978.

Marmor, J., «Some Considerations Concerning Orgasm in the Female», *Psychosomatic Medicine*, 16 (1954): 240-245.

Masters, William H., y Johnson, Virginia, «Anatomy of the Female Orgasm», en *The Encyclopedia of Sexual Behavior*, ed. por A. Ellis y A. Abardanel, Hawthorne, Nueva York, 1961.

—, y Johnson, Virginia E., *Human Sexual Response*, Little, Brown, Boston, 1966.

—, comunicación presentada en la 14.ª reunión anual de la American Association of Sex Educators, Counselors, and Therapists, San Francisco, 4 de abril de 1981.

McCary, James L., *Human Sexuality*, Van Nostrand, 2.ª ed., Nueva York, 1973.

—, *McCary's Human Sexuality*, Van Nostrand, Nueva York, 1978.

Mead, Margaret, *Male and Female: A Study of the Sexes in a Changing World*, William Morrow, Nueva York, 1939.

—, *From the South-Seas: Studies of Adolescence and Sex in Primitive Societies*, William Morrow, Nueva York, 1939.

Money, J., y Tucker, P., *Sexual Signatures: On Being a Man or a Woman*, Little, Brown, Boston, 1975.

Morgan, Elaine, *Descent of Woman*, Stein & Day, Nueva York, ˙972.

Mould, Douglas E., «Neuromuscular Aspects of Women's Orgasms», *The Journal of Sex Research*, 16 (1980): 197-201.

Noble, Elizabeth, *Essential Exercises for the Childbearing Years*, Houghton Mifflin, Boston, 1982.

Offit, Avodah K., *The Sexual Self*, ed. revisada, J. B. Lippincott, Filadelfia, 1977.

Pavarotti, Luciano, y Wright, William, *Pavarotti: My Own Story*, Doubleday, Nueva York, 1981.

Perry, John D., y Whipple, Beverly, «Can Women Ejaculate? Yes!», *Forum, The International Journal of Human Relations*, abril de 1981, 54-58.

—, —, «Female Ejaculation by Gräfenberg Spot Stimulation», presentado en la reunión anual de la Society for the Scientific Study of Sex, Dallas, 15 de noviembre de 1980.

—, —, «If Your Sexual Response is Poor, the Cause Could Be Weak PC Muscles», *Forum, The International Journal of Human Relations*, enero de 1981, 51-55.

—, —, «Multiple Components of the Female Orgasm», *Circumvaginal Musculature and Sexual Function*, ed. por Benjamin Graber, S. Karger, Nueva York, 1982.

—, —, «Pelvic Muscle Strength of Female Ejaculators: Evidence in Support of a New Theory of Orgasm», *The Journal of Sex Research*, 17 (1981): 22-39.

—, —, «Research Notes: The Varieties of Female Orgasm and Female Ejaculation», *SIECUS Report*, mayo-julio de 1981, 15-16.

—, —, «Two Devices for the Physiological Measurement of Sexual Activity», comunicación presentada en la Eastern Regional Conference of the Society for the Scientific Study of Sex, abril de 1980.

—, —, «Vaginal Myography», en *Circumvaginal Musculature and Sexual Function*, ed. por Benjamin Graber, S. Karger, Nueva York, 1982.

—; —, y Belzer, Edwin G., «Female Ejaculation by Digital Stimulation of the Gräfenberg Spot», comunicación presentada ante la Society for the Scientific Study of Sex, Filadelfia, 12 de abril de 1981.

Pomeroy, Wardell B.; Flax, Carol C., y Wheeler, Connie Christine, *Taking a Sexual History: Interviewing and*

Recording, Riverside, The Free Press, Nueva Jersey, 1982.

Rado, S., «Sexual Anaesthesia in the Female», Quarterly Review of Surgery, Obstetrics and Gynecology, 16 (1959): 249-253.

Reich, Wilhelm, The Function of the Orgasm, traducción de Theodore Wolfe, Orgone Institute Press, Nueva York, 1942.

—, Character Analysis, traducción de Theodore Wolfe, Orgone Institute Press, Nueva York, 1949.

Ricci, J. V.; Lisa, J. R., y Thom, C. H., «The Female Urethra», American Journal of Surgery, 79 (1950): 449-506.

Robbins, Mina B., y Jensen, Gordon D., «Multiple Orgasm in Males», The Journal of Sex Research, 14 (1978): 21-26.

Robinson, M., The Power of Sexual Surrender, Garden City, Nueva York, 1959.

Schaefer, Leah, «A History of The Society for the Scientific Study of Sex as a Reflection of Research Advances in Sexology», comunicación presentada ante la Society for the Scientific Study of Sex, Filadelfia, abril de 1981.

Schmidt, R. A., y Tanagho, E. A., «Urethral Syndrome or Urinary Tract Infection?», Urology, 18 (1981): 424-427.

Sevely, J. Lowndes, y Bennett, J. W., «Concerning Female Ejaculation and the Female Prostate», Journal of Sex Research, 14 (1978): 1-20.

Skene, A. J. C., «The Anatomy and Pathology of Two Important Glands of the Female Urethra», American Journal of Obstetrics and Diseases of Women and Children, 13 (1880): 265-270.

Sherfy, M. J., The Nature and Evolution of Female Sexuality, Vintage Books, Nueva York, 1973.

Sholty, Mary Jo, «Female Subjective Sexual Experience: A Descriptive Study», tesis doctoral, Universidad de Maryland, 1980.

Singer, Irving, The Goals of Human Sexuality, Schocken Books, Nueva York, 1973.

Singer, Josephine, y Singer, Irving, «Types of Female Orgasm», Journal of Sex Research, 8 (1972): 255-267.

Thompson, C., Psychoanalysis: Evolution and Development, Hermitage, Nueva York, 1950.

Tordjman, G., «New Realities in the Study of Female Orgasm», Journal of Sex Education and Therapy, 6 (1980): 22-26. Publicado originariamente en francés con el título de «Nouvelles acquisitions dans l'étude des orgasmes féminins», Contraception, Fertility and Sexuality, 7 (1979): 215-222.

257

Van de Velde, T. H., *Ideal Marriage: Its Physiology and Technique,* Covici, Friede, Nueva York, 1930; y Random House, Nueva York, 1965.

Weisberg, Martin, «A Note on Female Ejaculation», *The Journal of Sex Research,* 17 (1981): 90.

—, «Lax Vaginal Muscles», *Medical Aspects of Human Sexuality,* 10 (1976): 9-10.

Whanton, Lawrence, «The Non-operative Treatment of Stress Incontinence in Women», *Journal of Urology,* 69 (1953): 511-518.

Whiple, Beverly, y Schoen, Mark, «Orgasmic Expulsions of Fluid in the Sexually Stimulated Female», película que puede obtenerse a través de Focus International Inc., 1776 Broadway, Nueva York, N. Y. 10019.

Williams, Roger J., *Biochemical Individuality: The Basis for the Genetotrophic Concept,* University Texas Press, Austin, 1956.

Wilson, Strong, Clark, y Jons, *Human Sexuality: A Text with Readings, West Publishing,* Nueva York, 1977.

Zilbergeld, Bernie, *Male Sexuality,* Bantam, Nueva York, 1978.

Zingheim, P. K., y Sandman, C. A., «Discriminative Control of the Vaginal Vasomotor Response», *Biofeedback and Self-Regulation,* 3 (1978): 29-41.

Sexología

Alex Comfort	GUÍA ILUSTRADA DEL AMOR
Jane Dowdeswell	LA VIOLACIÓN: HABLAN LAS MUJERES
Albert Ellis	ARTE Y TÉCNICA DEL AMOR
Harriet Gilbert y Christine Roche	HISTORIA ILUSTRADA DE LA SEXUALIDAD FEMENINA
Helen S. Kaplan	DISFUNCIONES SEXUALES
Helen S. Kaplan	LA EVALUACIÓN DE LOS TRASTORNOS SEXUALES
Helen S. Kaplan	MANUAL ILUSTRADO DE TERAPIA SEXUAL
Helen S. Kaplan	EL SENTIDO DEL SEXO
Joseph LoPiccolo y Julia R. Heiman	PARA ALCANZAR EL ORGASMO
William H. Masters y Virginia E. Johnson	EL VÍNCULO DEL PLACER